羊土社

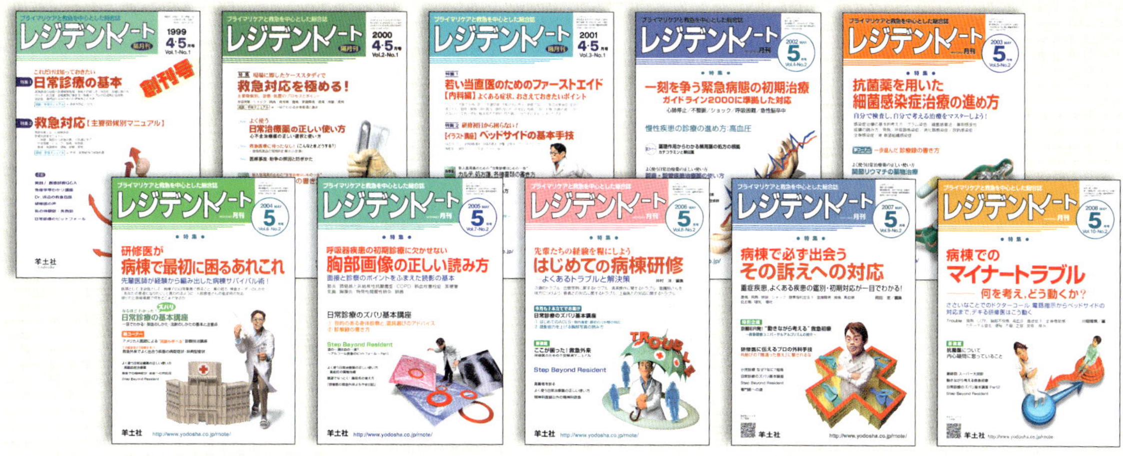

おかげさまで20年

レジデントノートは2018年度で
『創刊20年目』となりました．
これからも読者の皆さまに寄りそい，
「読んでてよかった！」と思っていただける内容を
お届けできるよう努めてまいります．
どうぞご期待ください！

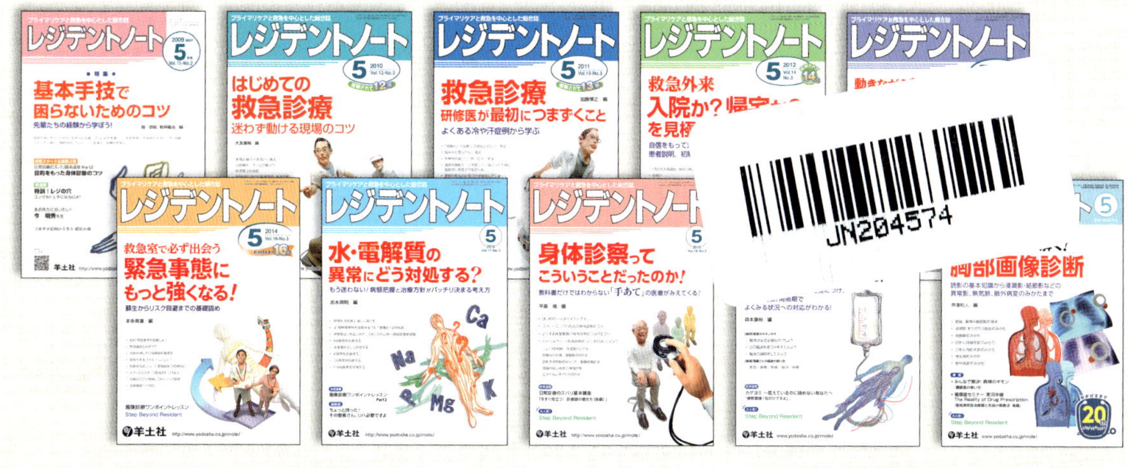

皆さまの声をお聞かせください

レジデントノートは臨床現場で日々奮闘されている読者の皆さまの声を何よりも大切にしています．小誌のご感想や取り上げてほしい内容などがありましたら，下記のメールアドレスへぜひお知らせください．お待ちしております．rnote@yodosha.co.jp

レジデントノート
contents
2018 Vol.20-No.3 5

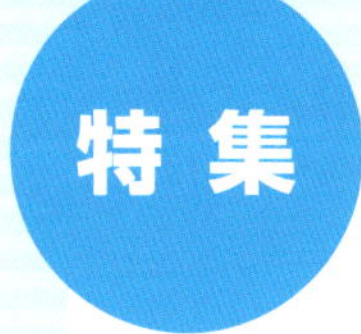

X線所見を読み解く！胸部画像診断

読影の基本知識から浸潤影・結節影などの異常影、無気肺、肺外病変のみかたまで

編集／芦澤和人（長崎大学大学院医歯薬学総合研究科 臨床腫瘍学分野）

レジデントノート
contents
2018 Vol.20-No.3 5

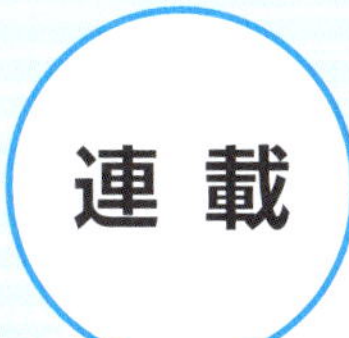

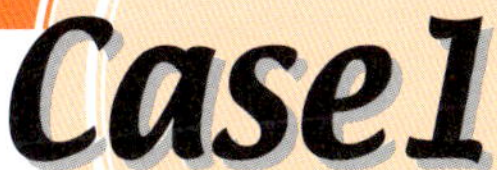

［救急画像編］

腹痛と発熱をきたし搬送された高齢女性

（出題・解説）安原大貴，内藤宏道，中尾篤典

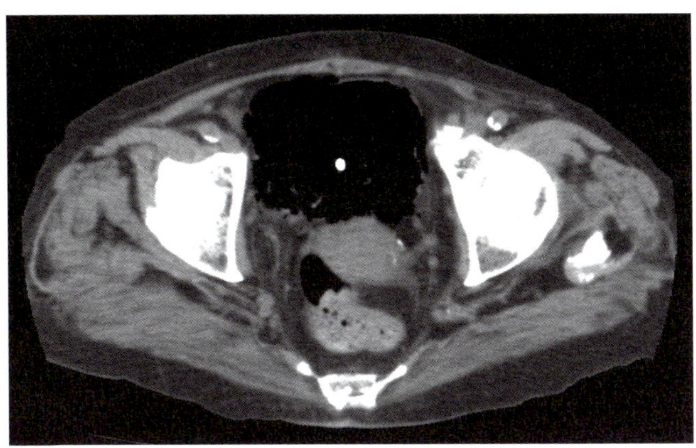

図1　来院時腹部CT（尾側横断像）

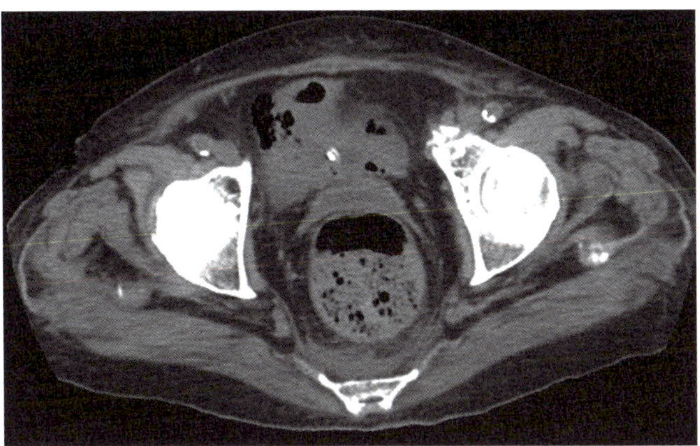

図2　来院時腹部CT（頭側横断像）

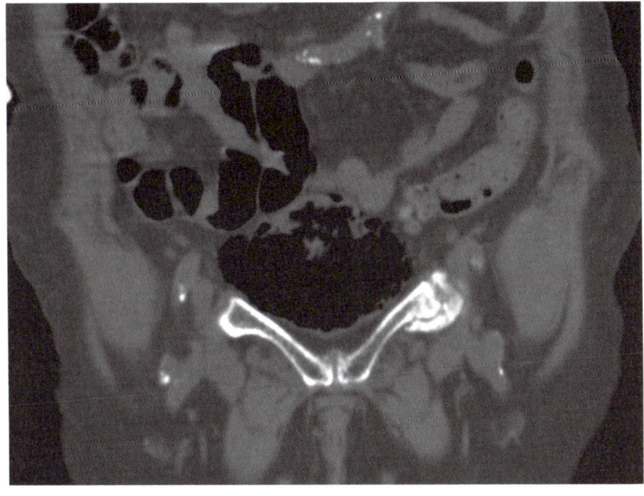

図3　来院時腹部CT（冠状断像）

病歴

症例：80歳代女性

現病歴：全身倦怠感，腹痛，電解質異常にて近医で入院加療中であった．入院中に意識レベルの低下，発熱を認め，精査目的にCTスキャンの撮影をしたところ，異常陰影を指摘され，当院へ転院搬送となった．糖尿病の既往歴あり．経口血糖降下薬を内服していたが，最近2カ月での内服アドヒアランスは不良であった．

血液検査：WBC 4,470 /μL, CRP 5.01 mg/dL, BUN 25.9 mg/dL, Cr 1.18 mg/dL, Glu 323 mg/dL.

身体所見：体温37.1℃，血圧135/81 mmHg，脈拍87/分，呼吸数24回/分，意識レベルGCS E4V2M5．尿道カテーテルを挿入すると，赤ワイン色の液体が少量のみ排出された．

腹部CTを示す（図1〜3）．

問題

Q1：CT所見は？

Q2：初期治療の方針は？

Hirotaka Yasuhara[1]，Hiromichi Naito[2]，Atsunori Nakao[2]（1 岡山大学病院 卒後臨床研修センター，2 岡山大学病院 高度救命救急センター）

Answer

解答 気腫性膀胱炎

A1：膀胱壁内や膀胱内腔に限局したガス貯留を認める（図1，3○）．腹腔内には遊離ガスは認めず，腹水も認めない（図2○）．

A2：各種培養（血液培養２セット，尿培養），検鏡（グラム染色）検体取得の後，直ちに抗菌薬治療を開始する．尿バルーン留置による排尿を行う．

解説

気腫性膀胱炎は，膀胱の細菌感染によりグルコースから産生されたガス（二酸化炭素）が膀胱壁内や膀胱内腔に貯留する比較的稀な尿路感染症である．気腫性膀胱炎の発症リスクとして，糖尿病，女性，アルコール多飲，難治性尿路感染症，神経因性膀胱，下部尿路狭窄などがあげられる．最も主要なリスク因子は糖尿病であるといわれており，気腫性膀胱炎の60～70％が糖尿病罹患患者であると報告されている．また男性：女性＝1：1.8と女性に多く，ほとんどの患者が60歳以上の高齢者である．本症例は糖尿病の既往がある高齢女性であり，典型的な症例といえる．

気腫性膀胱炎の臨床症状としては腹痛が最も多く，次いで尿閉，嘔気・嘔吐，発熱，血尿，排尿障害，意識障害などが報告される．腹膜刺激兆候を認めることもあり，腹膜炎の合併や腹膜炎との鑑別が重要になる．

本症例では膀胱周囲に限局したガス像を認め（図1，3○），腹腔内には遊離ガスを認めない（図2○）．消化管穿孔による腹膜炎であれば膀胱周囲以外にも遊離ガスを認めるが，本症例では膀胱内，膀胱壁に限局している．

気腫性膀胱炎の治療は，適切な抗菌薬使用と，尿バルーン留置による排尿がまず行われる．90％の症例は保存的加療で治癒しうるが，10％の症例では膀胱摘出などの外科的処置が必要となる．膀胱造影や造影CTを行い，造影剤の漏出がなければ膀胱破裂や膀胱結腸瘻は否定的である．膀胱鏡により膀胱壁の気腫性変化を鏡検するのも参考所見となる．

気腫性膀胱炎の主な起因菌は*Escherichia coli*（約60～70％）と*Klebsiella pneumonia*（約20％）である．基本的には通常の尿路感染症と同等の抗菌薬選択でよいが，敗血症などで集中治療管理が必要な場合には，緑膿菌，ESBL（extended spectrum β lactamase：基質特異性拡張型βラクタマーゼ）産生菌やMRSA（Methicillin-resistant *Staphylococcus aureus*：メチシリン耐性黄色ブドウ球菌）をカバーできるようにカルバペネム系抗菌薬と抗MRSA薬の併用が必要となる．広域抗菌薬を使用する場合はデ・エスカレーションを行う．

糖尿病が基礎疾患にある場合は適切な血糖管理も必要である．高齢化および糖尿病罹患率が増加している近年においては，気腫性膀胱炎は注目すべき疾患の1つといえるであろう．

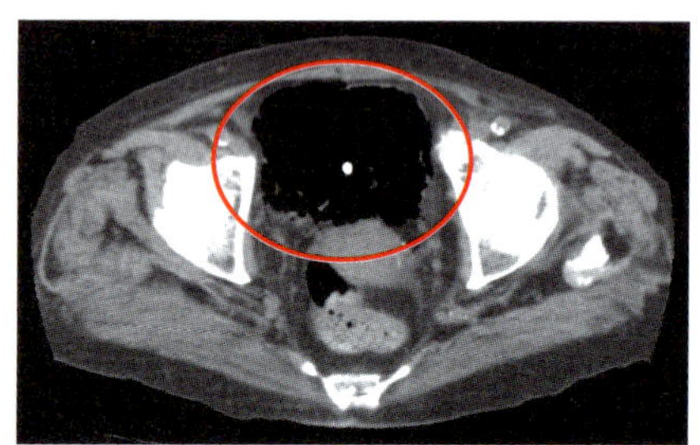

図1　来院時腹部CT（尾側横断像）

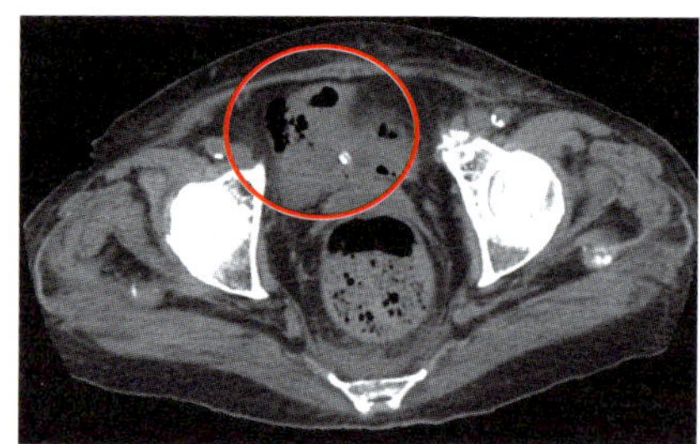

図2　来院時腹部CT（頭側横断像）

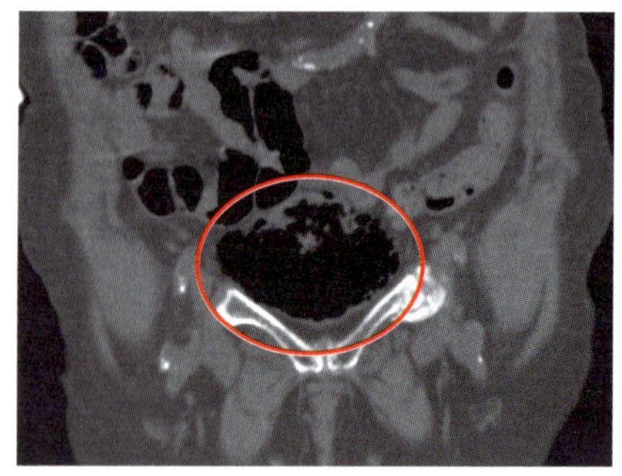

図3　来院時腹部CT（冠状断像）

文　献

1) Grupper M, et al：Emphysematous cystitis: illustrative case report and review of the literature. Medicine (Baltimore), 86：47-53, 2007
2) Thomas AA, et al：Emphysematous cystitis: a review of 135 cases. BJU Int, 100：17-20, 2007

本コーナーのオンライン版では画像を拡大してご覧いただけます：www.yodosha.co.jp/rnote/gazou_qa/index.html

発熱，呼吸困難，左下腿疼痛で受診した50歳代男性

Case2 ［胸部編］

（出題・解説）笠井昭吾，徳田　均

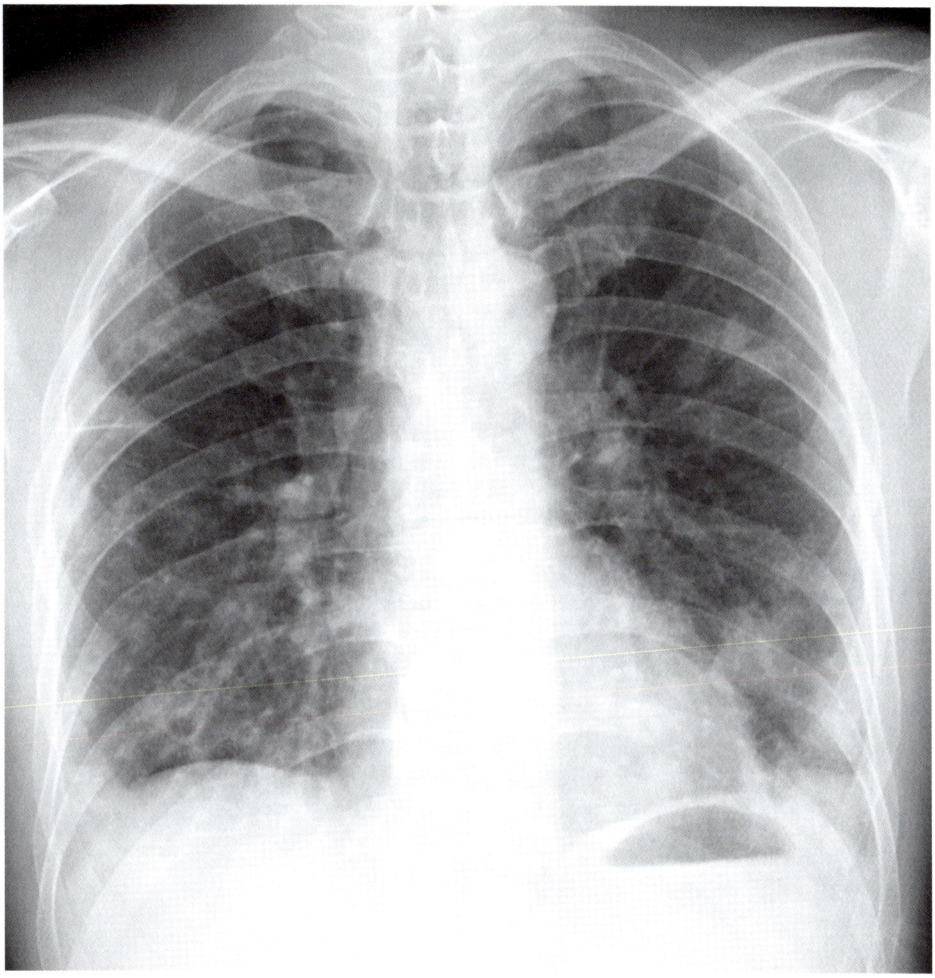

図1　来院時胸部単純X線写真

病歴

症例：50歳代男性．**既往歴**：特になし．**喫煙歴**：なし．**飲酒**：なし．

現病歴：7日ほど前より左足背の疼痛を自覚，2日前より同部位の発赤・腫脹が出現，左足第5趾基部より排膿あり，蜂窩織炎の診断で皮膚科に紹介入院となった．発熱，呼吸困難があり胸部単純X線写真にて異常陰影を認め，当科紹介となった．

身体所見：体温40.8℃，胸部聴診上呼吸音異常なし，心雑音なし．

血液検査：白血球 10,560 /μL，LDH 461 IU/L，CK 506 IU/L，CRP 40.8 mg/dL，Dダイマー 38.1 μg/mL．**動脈血液ガス分析**：pH 7.388，PaO_2 67.1 Torr，$PaCO_2$ 42.9 Torr．

問題

Q1：胸部画像所見は（図1）？

Q2：鑑別として何を考え，どのような検査を行うか？

Shogo Kasai[1]，Hitoshi Tokuda[2]

（1 東京山手メディカルセンター 総合内科，地域診療・救急部門，2 東京山手メディカルセンター 呼吸器内科）

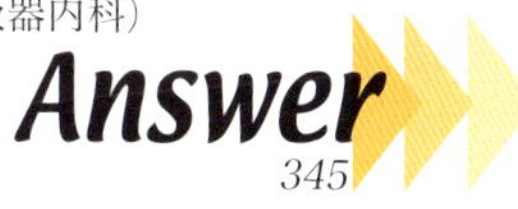

ある1年目の研修医の診断

蜂窩織炎があり，両側肺に結節影が多発しているので，敗血症性肺塞栓症を考え，血液培養や胸部CTを行います．

解答

敗血症性肺塞栓症の1例

A1：両側肺に広範かつ胸膜側優位に境界不鮮明な結節影や斑状影が多発している．その分布は下肺野優位である．

A2：敗血症性肺塞栓症を疑い，血液培養，胸部CT，心臓超音波検査を行う．

解説 敗血症性肺塞栓症（septic pulmonary embolism：以下SPE）の典型例である．多発結節影～斑状影を呈する疾患の鑑別として，転移性肺腫瘍，肺結核症，肺クリプトコッカス症，多発血管炎性肉芽腫症（Wegener肉芽腫症），SPEなどがあげられるが，40℃の発熱と炎症反応高値，蜂窩織炎の存在とDダイマー高値であることから，SPEを第一に考える．

SPEは，敗血症に伴う菌塊が塞栓子となり末梢肺動脈に塞栓をきたす疾患である．感染性心内膜炎や感染性静脈炎が原因となることが多いが，その他の原因として，皮膚軟部組織感染症，肝膿瘍，腎膿瘍，中心静脈カテーテル感染症，永久心臓ペースメーカー感染症などがあげられる．起因菌は，黄色ブドウ球菌が50～80％を占めるとされるが，一次感染巣の部位により起因菌は異なる．診断には2セット以上の血液培養は必須で，それに加えてカテーテル刺入部の塗抹培養や，抜去カテーテルの培養を積極的に行う．また感染性心内膜炎（特に右心系）の評価は必須である．

本症例の胸部単純X線写真（図1）では，両側肺に広範かつ胸膜側優位に境界不鮮明な結節影や斑状影が多発している．その分布は下肺野優位である．胸部CT（図2，3）では，両側肺胸膜側優位に結節影が多発し，一部空洞形成（→）も伴っている．これらの結節影は気管支血管束や小葉構造に無関係な分布（ランダムな分布）を呈しており，血行性の分布が考えられる．血液培養にて黄色ブドウ球菌が検出され，左下肢の蜂窩織炎を一次感染巣とするSPEと診断した．心臓超音波検査（経胸壁および経食道）では感染性心内膜炎の所見は認めず，その他の臓器にも異常は認めなかった．入院後，敗血症から急性呼吸窮迫症候群（acute respiratory distress syndrome：ARDS）を発症し，人工呼吸器管理を含めた集中治療を要したが，約4週間の抗菌薬治療および全身管理にて改善が得られ退院となった．

なおSPEの原因疾患として頻度は少ないが，麻薬常習者の反復する薬物注射による発症や，扁桃炎など耳鼻科系感染症から内頸静脈に血栓性静脈炎をきたし本症に至るLemierre症候群は知っておくとよい．麻薬常習者では腕の注射痕の存在，Lemierre症候群では上気道炎症状が先行し，胸鎖乳突筋に沿った圧痛を認めることがヒントとなる．

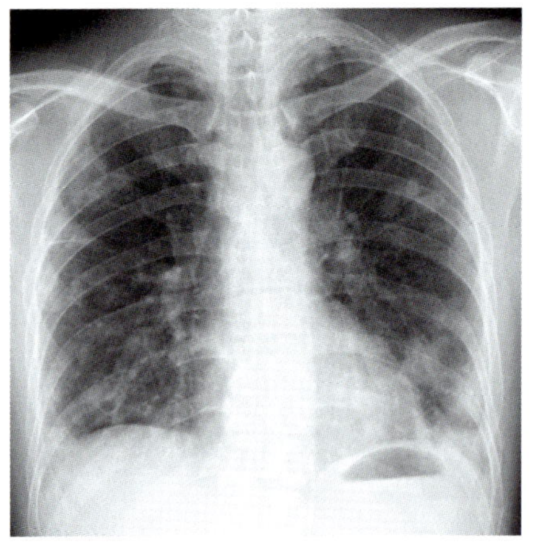

図1　来院時胸部単純X線写真
両側肺に広範かつ胸膜側優位に境界不鮮明な結節影や斑状影が多発している．その分布は下肺野優位である．

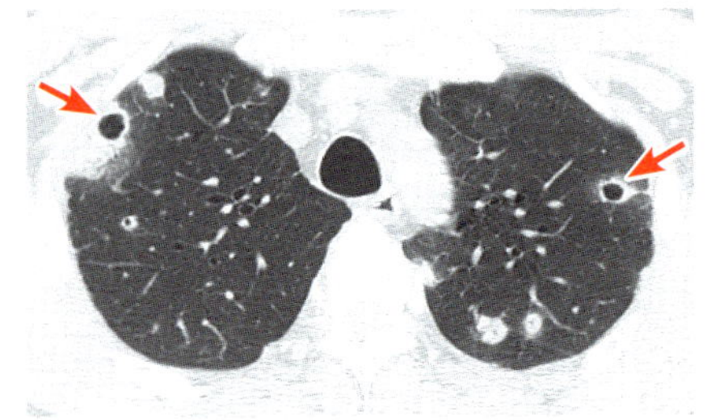

図2　胸部CT（上肺野のスライス）
胸膜側優位に結節影が多発し，一部空洞形成（→）も伴っている．

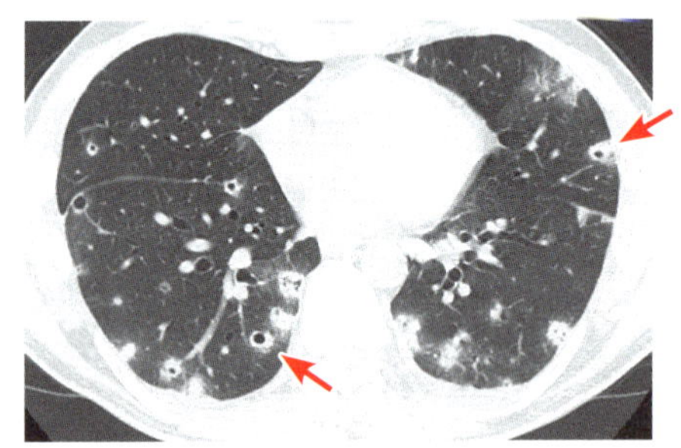

図3　胸部CT（下肺野のスライス）
胸膜側優位に結節影が多発し，一部空洞形成（→）も伴っている．その分布は，血行性であると考えられる．

本コーナーのオンライン版では画像を拡大してご覧いただけます：www.yodosha.co.jp/rnote/gazou_qa/index.html

社会医療法人財団 慈泉会 相澤病院
Emergency Medical Care and Holistic Care

お問い合わせ　医学研究研修センター事務部　〒390-8510 長野県松本市本庄 2-5-1
■TEL：0263-33-8600 ■FAX：0263-33-8716 ■E-mail：kensyuu1@ai-hosp.or.jp
相澤病院 検索 http://recruit.ai-hosp.or.jp/senior/

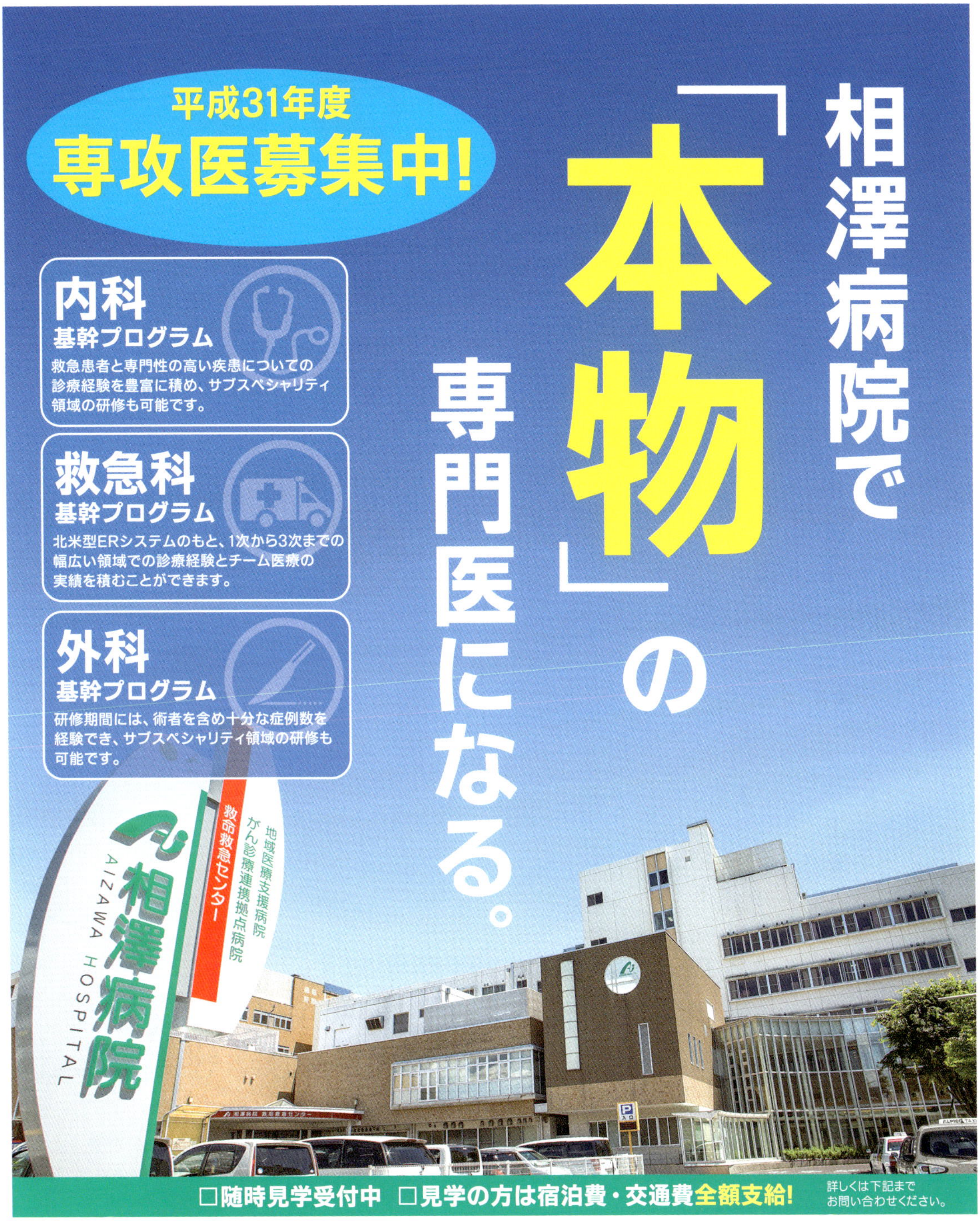

信頼されて20年

レジデントノートは2018年も研修医に寄りそいます！

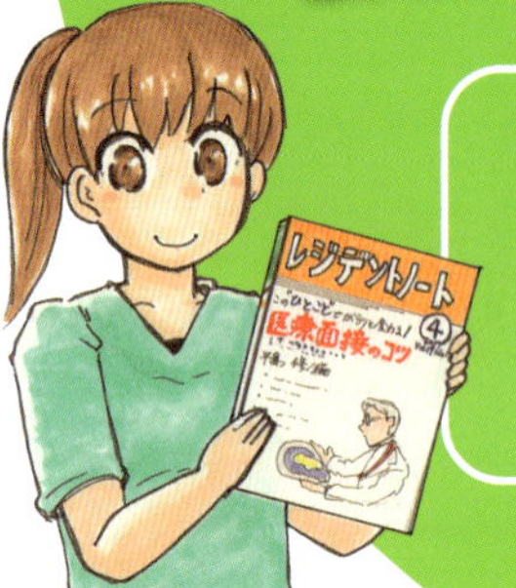

レジデントノートの年間定期購読

発行後すぐお手元に

送料無料 ※1

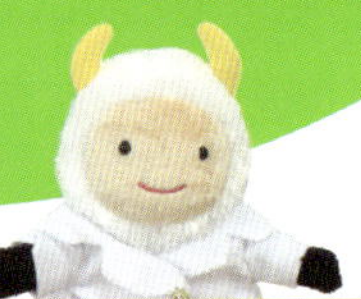

年間を通して満遍なく勉強できる！

4つのプランで随時受付中！

冊子のみ		WEB版※2, 3（通常号のみ）購読プラン	
通常号（月刊12冊）	本体24,000円+税	通常号（月刊12冊）＋ WEB版	本体27,600円+税
通常号（月刊12冊）＋ 増刊（6冊）	本体52,200円+税	通常号（月刊12冊）＋ 増刊（6冊）＋ WEB版	本体55,800円+税

※1 海外からのご購読は送料実費となります
※2 WEB版の閲覧期間は、冊子発行から2年間となります
※3「レジデントノート定期購読WEB版」は原則としてご契約いただいた羊土社会員の個人の方のみご利用いただけます

（雑誌価格は改定される場合があります）

定期購読者限定プラン！

大好評 レジデントノート WEB版

レジデントノート通常号（月刊）がWEBブラウザでもご覧いただけます
困ったときにその場で見られる便利なプランです

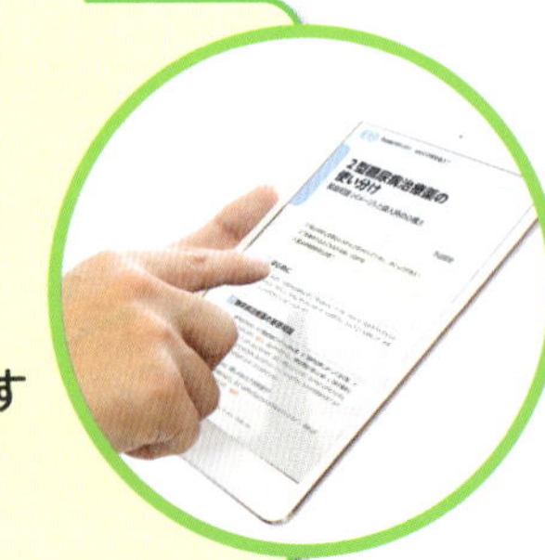

発行 羊土社

期間限定！ プレゼントキャンペーン実施中！

2018年 2月9日〜6月29日

新規申込で

オリジナルペンライト（瞳孔ゲージ付）

最初に手にする研修医の必需品！

※デザイン・色は変更になる可能性がございます

さらに レジデントノート創刊20年目記念特典として

新規申込 または 継続申込 いただいた方全員に書籍「こんなにも面白い医学の世界 からだのトリビア教えます」を進呈！

新刊・近刊のご案内

月刊 "実践ですぐに使える"と大好評！

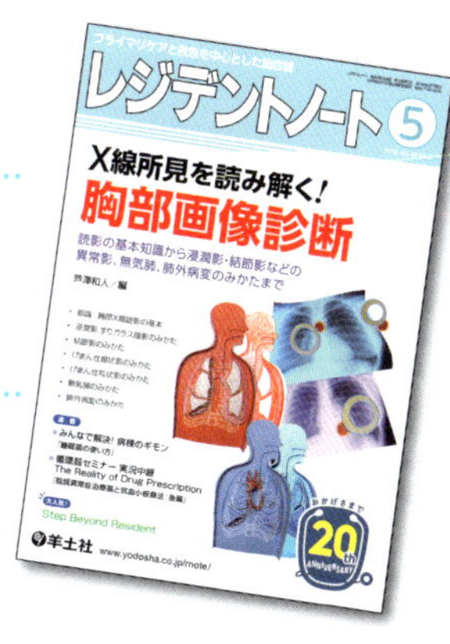

6月号 (Vol.20-No.4) 夜間外来でよく困る薬の使い方（仮題） 編集／薬師寺泰匡

7月号 (Vol.20-No.6) 血液ガス分析をもっとフレンドリーに使いこなす！（仮題） 編集／古川力丸，丹正勝久

増刊 1つのテーマをより広く，より深く，もちろんわかりやすく！

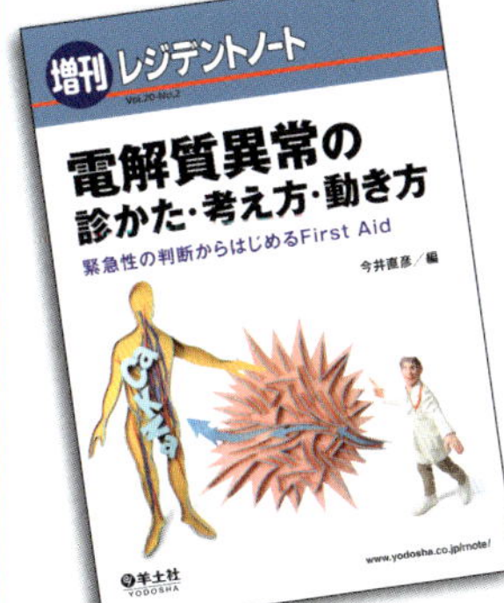

Vol.20-No.2 (2018年4月発行) **電解質異常の診かた・考え方・動き方**
緊急性の判断からはじめるFirst Aid
→p.349もご覧ください！ 編集／今井直彦

Vol.20-No.5 (2018年6月発行) **循環器診療のギモン、百戦錬磨のエキスパートが答えます！**
救急、病棟でのエビデンスに基づいた診断・治療・管理 編集／永井利幸

以下続刊…

随時受付！右記からお申込みいただけます

- お近くの書店で レジデントノート取扱書店（小社ホームページをご覧ください）
- ホームページから www.yodosha.co.jp/
- 小社へ直接お申込み TEL 03-5282-1211（営業） FAX 03-5282-1212

X線所見を読み解く！胸部画像診断

読影の基本知識から浸潤影・結節影などの異常影、無気肺、肺外病変のみかたまで

特集にあたって

芦澤和人

1 胸部領域における第一選択の画像検査法は？

研修医の皆さん，救急の現場は別ですが，日常臨床で呼吸器疾患が疑われた場合，胸部単純X線写真を撮影せずに胸部CTをオーダーしていませんか？ あるいは，胸部単純X線写真を撮影しても，その異常所見を十分に解釈せずに，安易に胸部CTを撮像していませんか？ もし，そうだとしたら，決してよい姿勢とはいえません．

CTやMRIなどの画像診断法が普及した現在も，安価で簡便，低被ばくの**胸部単純X線撮影**は，胸部領域における第一選択の画像検査法です．スクリーニングや病変の存在診断に適しており，ある程度の臨床所見があれば肺水腫や市中肺炎などでは，本来CT撮像は必要ありません．また，病変の経過観察や治療効果判定にも有用です．レストランのメニューのように，あれもこれもという検査の依頼は行わず，まずは胸部単純X線写真を撮影し，十分な読影の後に適応を考えて胸部CTをオーダーしてください．

2 胸部単純X線読影の基本は？

本特集の「総論：胸部X線読影の基本」では，読影において初学者がまずは知っておくべき基本的な内容を解説していただきました．① 詳細な読影をはじめる前に，被検者の撮影体位，撮影条件（画質良好か），吸気の状態や正しく正面で撮影されているか，をチェックしましょう．② 葉間裂や肺縦隔境界線を含めた**正常画像解剖**を熟知することもきわめて重要です．③ **シルエットサイン**は，胸部単純X線写真の読影において最も重要なサインです．④ 読影の順番を気にする研修医の先生が少なくありませんが，定まったものはありません．自分で見落とさないような順番を決定したら，常に同じ順番で読影するように心がけましょう．ちなみに，私は，❶ 骨・軟部組織を概観→❷ 横隔膜（肺下縁を含む）→❸ 縦隔・心大血管→❹ 肺門→❺ 肺野の順に読影しています．

3 胸部単純X線写真で異常所見を見つけたら？

胸部単純X線写真で異常と思われる陰影がみられたら，まずは真の異常であるかを少し考えてください．例えば，“肺結節影”は，第一肋軟骨の石灰化や乳頭のような正常構造物・**正常変異**などの偽病変でないかを検討する必要があります．反対側の同じ部位との比較が重要ですし，過去画像があれば，時間を惜しまず必ず現在画像と**比較読影**を行う必要があります．特に既存の肺病変がみられる症例における新たな陰影の抽出には，比較読影がとても有用です．

真の異常と判断したら，肺野に重なる陰影が，肺外病変の可能性がないかも検討してください．「**肺外病変のみかた**」に，そのコツが記載されています．異常陰影を肺内病変と判断できたら，陰影のパターン分類を行ってください．誌面の都合上，本特集では，「**浸潤影，すりガラス陰影**」，「**結節影**」，「**びまん性線状影**」，「**びまん性粒状影**」の4つのパターンに関して，用語の定義，重要なX線所見，異常所見の特徴や鑑別診断などの解説をお願いしました．臨床で比較的よく遭遇する代表的な疾患の画像を提示していただいたので，これらの画像を記憶するようにしてください．

無気肺の診断が苦手な研修医の先生が少なくありませんので，「**無気肺のみかた**」の項を別に設けました．**閉塞性無気肺**では，閉塞機転である腫瘍自体は胸部単純X線写真上，指摘できないことが多々あります．閉塞性無気肺の診断を誤れば，肺癌の診断の遅れにつながることになります．日頃から，葉間裂の偏位やシルエットサインなどの肺葉性無気肺のX線所見がないかを意識して，読影を行うことを心がけてください．

4 最後に一言

医学部の学生や研修医の先生から，「胸部単純X線写真の読影は苦手です」という言葉をよく聞きます．確かに，胸部単純X線写真の講義や読影実習の時間が減っており，それが一因であるとも考えられます．しかし，単純X線写真の読影能力をアップさせるためには，自分自身が1例でも多くの症例を経験するしかありません．その際，CT画像を単純X線写真にフィードバックすることで，**単純X線所見の成り立ち**を考えることが重要です．単純X線写真とCTのいずれかの所見から，もう一方の所見を思い浮かべることができるようになれば，かなりの読影能力を身につけたといえるでしょう．

この特集が，実臨床で皆さんのお役に立つことを心から願っています．最後になりましたが，大変ご多忙な中，重要なポイントを押さえて執筆いただいた諸先生方に心から感謝申し上げます．

Profile

芦澤和人（Kazuto Ashizawa）

長崎大学大学院医歯薬学総合研究科 臨床腫瘍学分野 教授

専門は胸部画像診断

総論：胸部X線読影の基本

須賀加奈，栗原泰之

①読影を始める前に正しく撮られた胸部X線写真か判断する
②胸部X線写真における解剖を理解する

はじめに

高分解能CTの登場など画像診断の発展がめざましい現在においても，胸部単純X線写真は重要なモダリティであり，多くの情報を得ることができます．本稿では，そんな胸部単純X線写真の基礎を学んでいきます．

1 胸部X線写真を読影するために知っておくべきこと

1) プロローグ

❶ X線写真とは

X線は感光板を黒く変色させるため，物体がX線を通過させた部分では黒く写り，X線を阻止した場合にはその部分が白く写ります．人体を構成する物質のうちでは骨が最も密度の高い組織で白く写ります．金属はほぼすべてのX線を吸収するため骨よりもさらに白く写ります．空気はほとんどX線を吸収しないため，X線写真上は最も黒く描出されます．

❷ 撮影の基本

胸部X線写真の撮影の基本は立位後前（PA：posterior-anterior）像で，最大吸気位で撮影されます．「後前」とはX線の進行方向を意味し，患者はカセット向きに立ち，X線は患者の後方から前方に通過します．

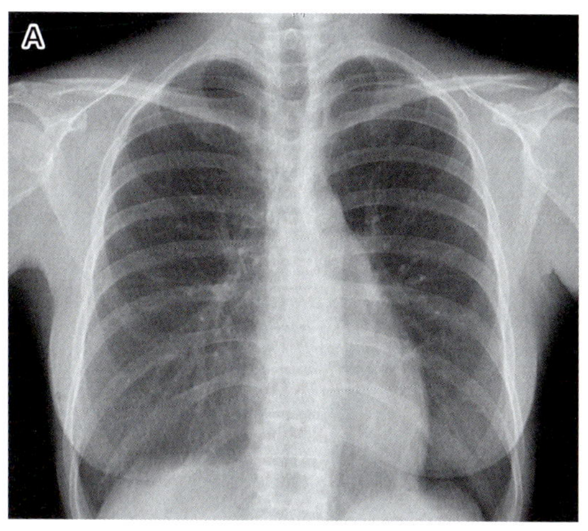

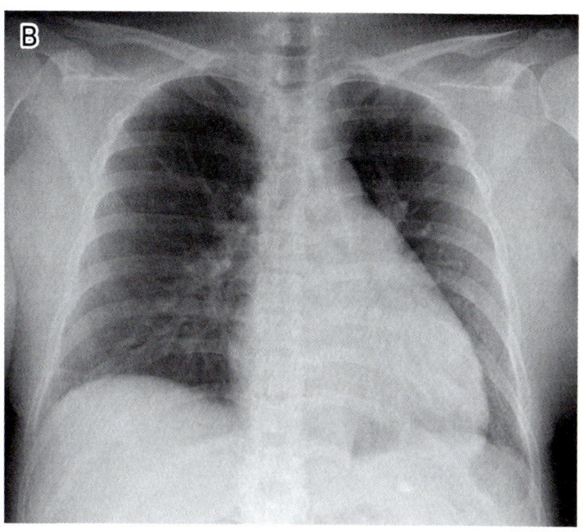

図1 立位非妊娠時（A）と仰臥位妊娠時（B）の胸部X線写真正面像
20歳代女性．Bでは仰臥位撮影に加えて妊娠による吸気不足のため心陰影が拡大してみえる．

立位がとれない患者や小児は座位や仰臥位での撮影となり，X線の向きは患者の前方から後方に通過する前後（AP：anterior–posterior）像となります．

被写体はカセットに近いほど実際の大きさに近くなり，遠いほど拡大されて写し出されます．後前撮影では心臓は比較的カセットに近接しているため，拡大の影響はわずかです．しかし，前後撮影では心臓はカセットからより遠くなるため，実際よりやや拡大してみえます（図1）．さらにポータブル撮影の場合は，X線管とカセットの距離が短くなるため拡大率はさらに大きくなります．

側面像においても，基本的には心臓が拡大して写ることを防ぐためカセットを患者の左側につけ，X線は右から左に通過させます．

ここがポイント

仰臥位撮影では心陰影は通常より拡大してみえるので注意！

胸部X線写真正面像は，PA像，AP像いずれにおいても患者と対面しているような向きで表示されています．つまり，患者の左側が自分の右手にあたります．

2）正しく撮られた胸部X線写真か考えよう

❶ 適切なX線撮影の濃度か

適切なX線撮影の濃度でなければ正確な評価をすることは困難です．① 心臓の後方の肺血管陰影が容易に確認できる，② 横隔膜頂部より尾側に肺血管陰影が確認できる，ということをチェックしましょう．

❷ 吸気が十分であるか

吸気が不足していると，肺野の血管影が密にみえたり，心陰影が拡大してみえたりしま

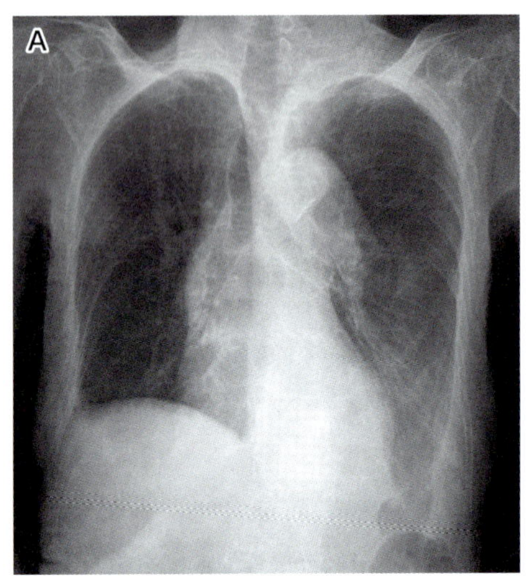

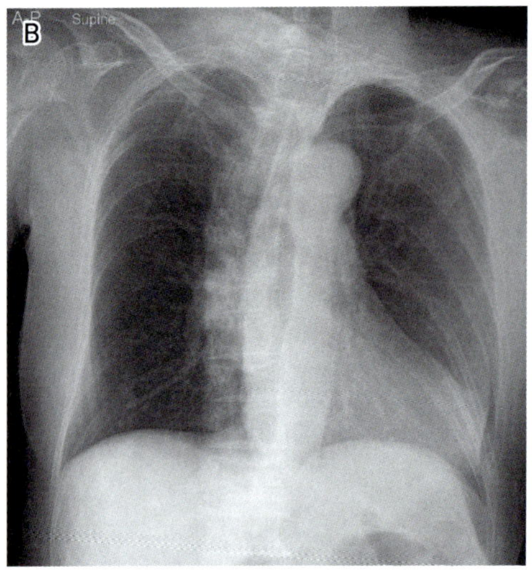

図2 左前斜位（A）と右前斜位（B）の胸部X線写真正面像（仰臥位）
A：左前斜位では正常でも大動脈が目立ってみえている．B：右前斜位では心尖部が左方に突出し，心陰影が拡大してみえる．

す．肥満や妊娠，大量腹水も十分な吸気を妨げる要因となります（**図1**）．9～10本の後部肋骨がみえていれば，十分な吸気位と考えられます．

❸ 正面を向いているか

左右どちらかに身体が向いていると，心陰影や縦隔陰影，大血管の陰影は正常像と異なってしまいます．両側の鎖骨内側縁の中点が棘突起に重なれば，患者は正面を向いていると考えられます．棘突起が左の鎖骨内側端に近ければ患者は右側を向いており（左前斜位），右の鎖骨内側端に近ければ左側を向いている（右前斜位）ことになります．

左前斜位では正常でも大動脈が目立ってみえます．また，心尖部が内側に偏位してしまうため，心陰影全体が小さくみえます．逆に右前斜位では心尖部が左方に突出して心拡大と間違えやすくなります（図2）．

2 胸部X線写真の正常像と解剖

1）肺野をきちんと意識しよう

明瞭にみえている肺野以外にも，肺尖部や横隔膜の裏まで肺野は広がっています．また，肺門部や，心陰影が重なった部位も病変を見落としてしまいがちです．これらの隠れた肺野も意識して読影をすることが重要です．

2）主な解剖

❶ 気管支

主気管支は右の方が短くて太く，より垂直に近い走行をしています．対して左は長く細

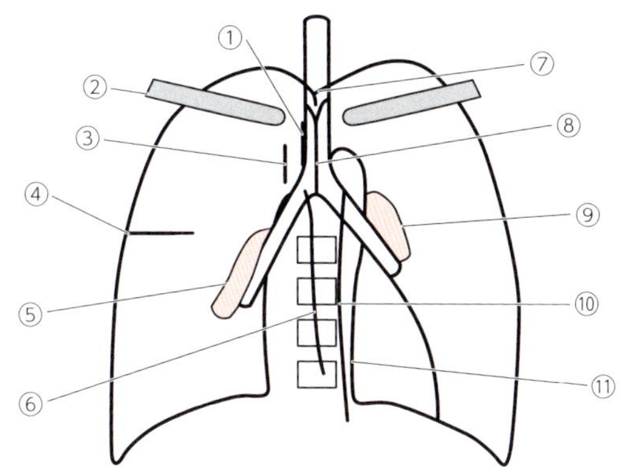

図3 正常胸部Ｘ線写真正面後前像のシェーマ
① 右気管傍線，② 鎖骨，③ 上大静脈，④ 小葉間裂，⑤ 右肺動脈，⑥ 奇静脈食道線，⑦ 後接合線，⑧ 前接合線，⑨ 左肺動脈，⑩ 左傍脊椎線，⑪ 下行大動脈左縁
文献1より引用．

く，より水平に近い走行をしているということを覚えておきましょう．

❷ 肺門部陰影

左肺門の上縁は，通常右肺門より高い位置にあります．これは右主肺動脈が右主気管支の前方を走行するのに対し，左主肺動脈は左主気管支を乗り越えて走行するためです．

❸ 葉間胸膜

葉間胸膜には大葉間裂と小葉間裂がありますが，左肺には中葉がないため小葉間裂があるのは右肺だけです．小葉間裂は右上葉と右中葉を分けており通常水平です．そのため正面像および側面像のいずれにおいてもみることができます．大葉間裂は正面像ではＸ線に対して平行でないため描出できず，側面像でのみみることができます．

❹ 横隔膜

立位ではその頂点は内側1/3にありますが，仰臥位ではほぼ中心に移ります．

❺ 肋骨

正面像をみたときに，水平に走行している肋骨は後部肋骨，尾側方向に向いている肋骨は前部肋骨です．第2肋骨はしばしば第1肋骨に重なっていることがあるので，数えるときは注意が必要です．

3）正面像で重要な境界線

図3に成人の胸部Ｘ線写真正面後前像のシェーマを示します．

❶ 心縦隔陰影

心縦隔陰影の右縁は頭側から上大静脈，右房で構成されており，左縁は頭側から大動脈弓，肺動脈幹，左心耳（左房），左室で構成されています．

❷ 前接合線，後接合線（図4, 5）

前接合線は左右の肺が胸骨背側で接することにより形成される**右上から左下に走行する少し斜め**のラインです．後接合線は肺尖部の左右の肺が椎体前面で接することにより形成されるラインで，前接合線より頭側で気管に重なって走行しています．それぞれ前縦隔腫瘤や後縦隔腫瘤で線の認識が困難になりますが，これらの線は体格や撮像条件によってはもともと描出されないこともあるので注意が必要です．

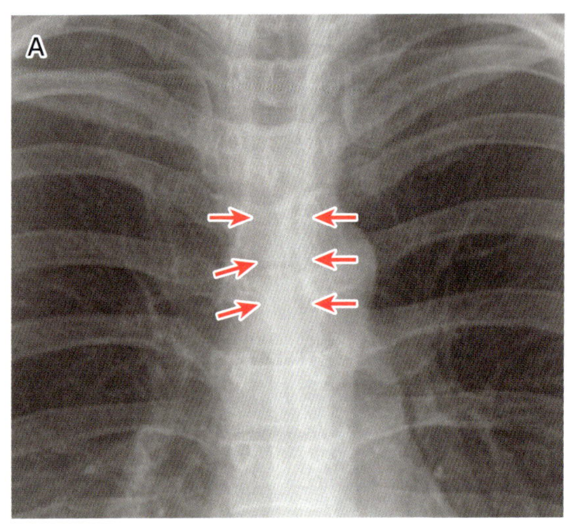

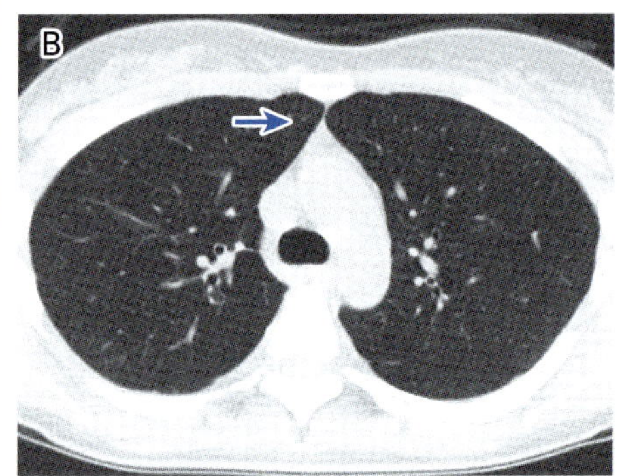

図4 前接合線
A：胸部X線写真正面像，B：胸部CT
右上から左下に走行する少し斜めのラインが，前接合線．

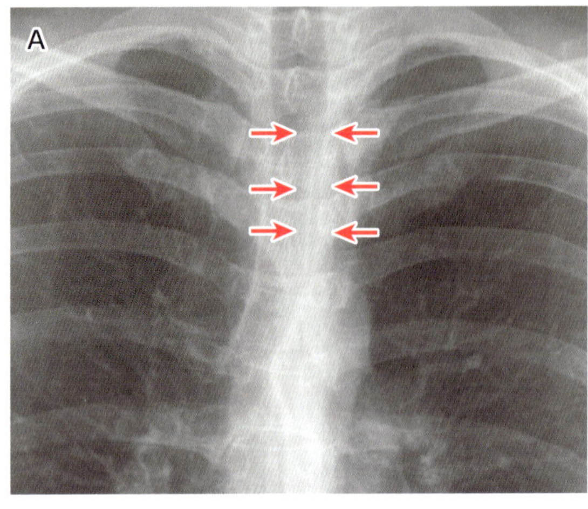

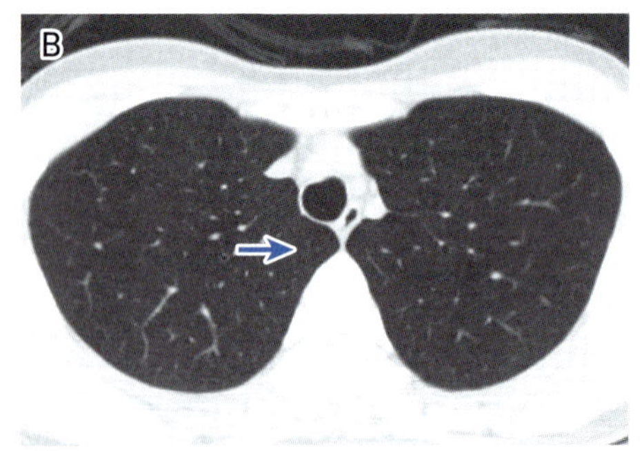

図5 後接合線
A：胸部X線写真正面像，B：胸部CT
前接合線より頭側で気管に重なって走行している．

❸ 右気管傍線

気管の右側壁と右肺内側との間に形成されるラインで，通常の厚さは2.5 mm程度までです．臓側胸膜と壁側胸膜，結合織，気管壁で構成されています．このラインが厚い場合には，気管傍リンパ節の腫大の可能性があります．なお，気管の左側壁は肺と境界面をもたないため，気管の左側に右気管傍線に相当する線はありません．

❹ 大動脈肺動脈窓（aortic-pulmonary window，A-P window）

大動脈弓下縁と左肺動脈上縁との間の領域で，この外側は正常では陥凹し凸になることはありません．突出している場合にはリンパ節腫大，**縦隔腫瘤**などを疑います．

❺ 左傍脊椎線（図6）

下行大動脈の背側で，肺が脊椎左縁に接してできるラインです．椎体左側の軟部組織が，下行大動脈の輪郭に連続する曲面で形成されます．後縦隔腫瘍や脊椎腫瘍などではこのラインが膨隆してみえることがあります．右傍脊椎線は加齢による骨棘が生じない限り，正常の正面像でみえることは稀です．

❻ 奇静脈食道線（図7）

右肺が食道右壁および奇静脈と隣接するために形成されるラインです．大動脈弓の下方から，椎体の正中を下降し，横隔膜まで走行しています．右下葉内側の含気の低下や，縦隔腫瘍，食道腫瘍，リンパ節腫大などでこのラインが途絶したり，膨隆してみえます．

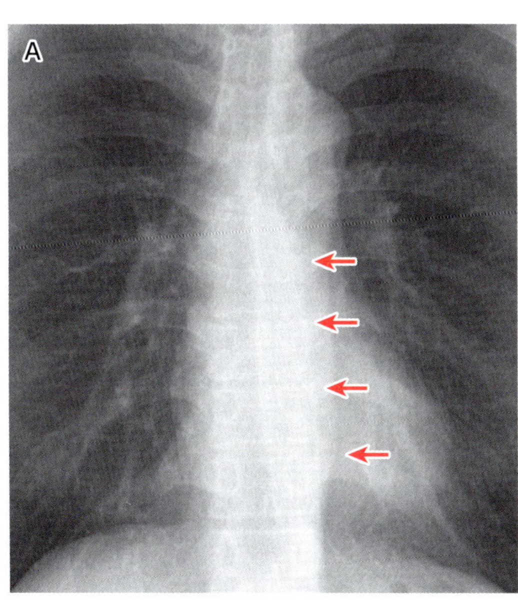

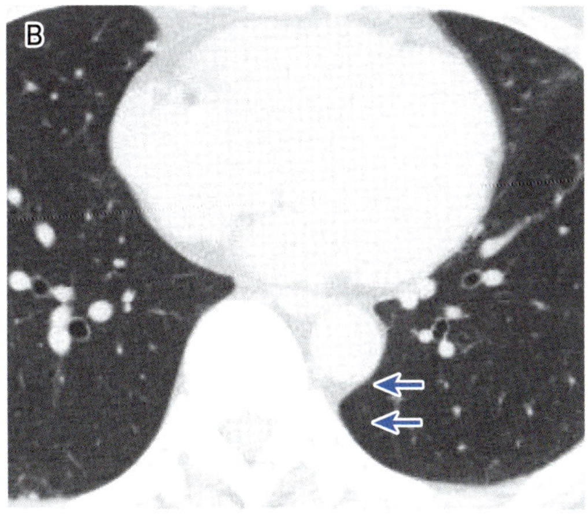

図6 左傍脊椎線
A：胸部X線写真正面像，B：胸部CT
椎体左側の軟部組織が，下行大動脈の輪郭に連続する曲面で形成されている．

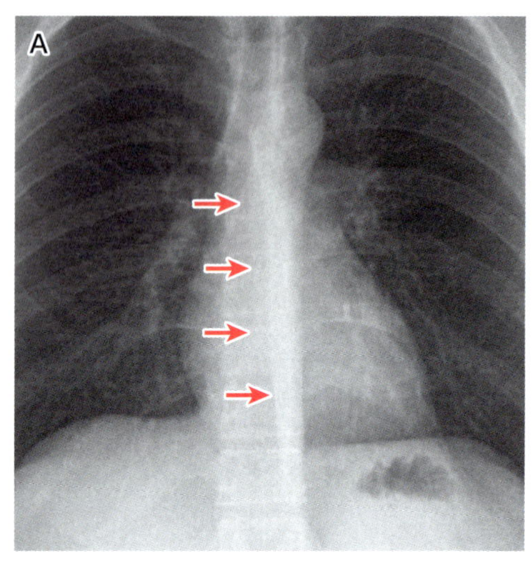

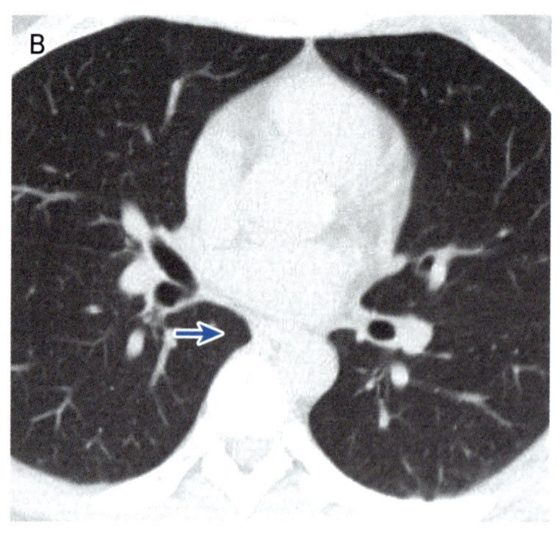

図7 奇静脈食道線
A：胸部X線写真正面像，B：胸部CT
大動脈弓の下方から，椎体の正中を下降し，横隔膜まで走行している．

❼ 下行大動脈左縁

大動脈弓から下降し，左横隔膜と交差するラインです．左下葉内側の含気が低下するとこのラインがみえなくなります．心臓に重なった領域の病変はみつけにくいため，このラインが不明瞭であることが手掛かりとなります．

4）側面像で重要な境界線（図8）

❶ 横隔膜

右横隔膜は前方から後方まで全領域が描出されているのに対して，左横隔膜は心臓があるため心陰影直後までしか描出されません．その他，左横隔膜には胃包が接して存在していることも右横隔膜と左横隔膜を区別するヒントになります．

❷ 葉間胸膜

側面像では斜めに走る左右の大葉間裂と，水平方向の小葉間裂をみることができます．通常は，垂直に近く背側に描出される方が左の大葉間裂です．

3 基本的なサインおよび異常所見

1）シルエットサイン

シルエットサインは，病変の局在を推定するのに有用な所見です．正常では鮮明であるはずの辺縁が不鮮明であることを，シルエットサイン“陽性”といいます．反対に，正常の辺縁が鮮明にみえているときはシルエットサイン“陰性”です．胸部X線写真でみられる構造の辺縁は，大動脈や心臓（水や軟部組織）と，肺（空気）という異なる吸収値のも

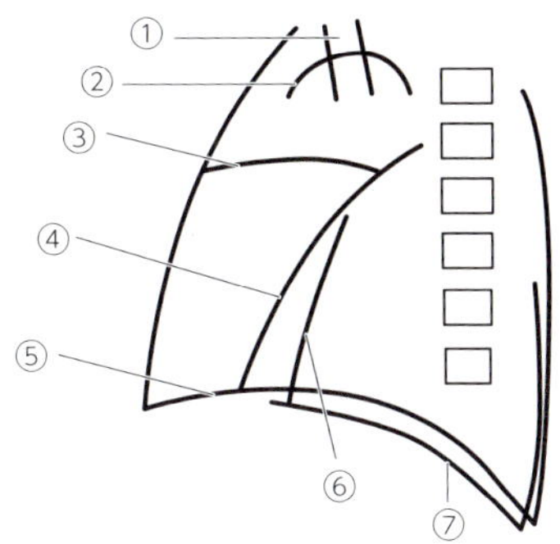

図8 正常胸部X線写真側面像のシェーマ
① 気管支，② 大動脈弓，③ 小葉間裂，④ 右大葉間裂，⑤ 右横隔膜，⑥ 左大葉間裂，⑦ 左横隔膜．

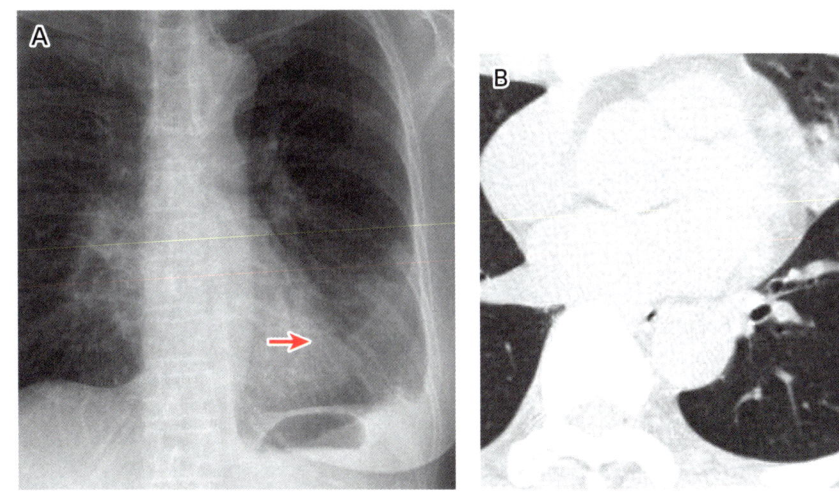

図9 シルエットサイン陽性
A：胸部X線写真正面像，B：胸部CT
左舌区の病変により心陰影左側の辺縁が不明瞭となっている．

のが接するためにみえる線です．したがって，肺（空気）に水濃度や軟部組織濃度を呈する病変（例えば肺炎や腫瘤など）が存在すると，これらの辺縁は消えてしまいます．

右中葉や左舌区はそれぞれ心臓に接しており，いずれも胸郭内の前方に位置しています．心臓の右側の辺縁がみえなくなっているとき病変は右中葉に，左側の辺縁がみえなくなっているときは，病変は左舌区にあるということになります（図9）．

左右下葉は肺門や心臓と直接接していないため，下葉の病変によって肺門や心臓の辺縁が不明瞭となることはありません．下葉は下方の構造物である横隔膜に接しているため，下葉に病変があるときは横隔膜の辺縁がみえなくなります．また，左下葉に病変があるときは，下行大動脈の辺縁も不明瞭化します．

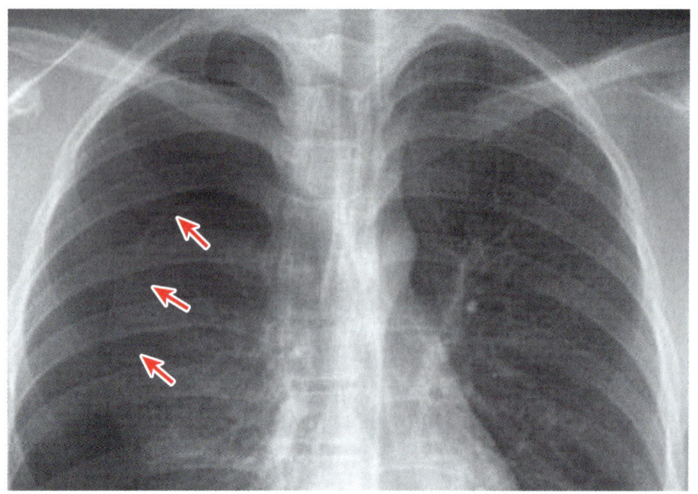

図10 右気胸（胸部X線写真正面像）
臓側胸膜（→）の外側の肺野末梢の血管影がみえないことに注目する．

2）胸水貯留

胸水をみるときは，肋骨横隔膜角に注目します．胸水が増加すると，まず側面像において後部肋骨横隔膜角の鈍化がみられます（約75 mL程度）．胸水が300 mL程度に達すると，正面像で外側の肋骨横隔膜角が鈍化します．仰臥位撮影では胸水は胸腔の後方に層状に存在するため，淡い陰影として認められます．

3）気胸

気胸は胸膜腔に空気が侵入した場合に生じます．壁側胸膜は胸壁内面から離れないため，臓側胸膜が肺内の空気と胸膜腔内の空気の間に線として認められます（図10 →）．通常臓側胸膜の外側には，肺野末梢の血管影などは認められません．仰臥位撮影では，比較的大きな気胸では外側の肋骨横隔膜角が下方へと進展し，透過性も亢進します．これをいわゆる“deep sulcus sign”といいます（図11）．

おわりに

胸部X線写真に苦手意識をもたずに，日々の症例から楽しく学んでいきましょう．

引用文献

1）八木橋国博，他：胸部X線写真の基本的な読み方，レジデントノート増刊，14：854-864，2012
2）「新 胸部画像診断の勘ドコロ」（高橋雅士/編），メジカルビュー社，2014
3）「シェーマでわかる 胸部単純X線写真パーフェクトガイド」（Lacey G，他/著，栗原泰之/訳），メディカル・サイエンス・インターナショナル，2012

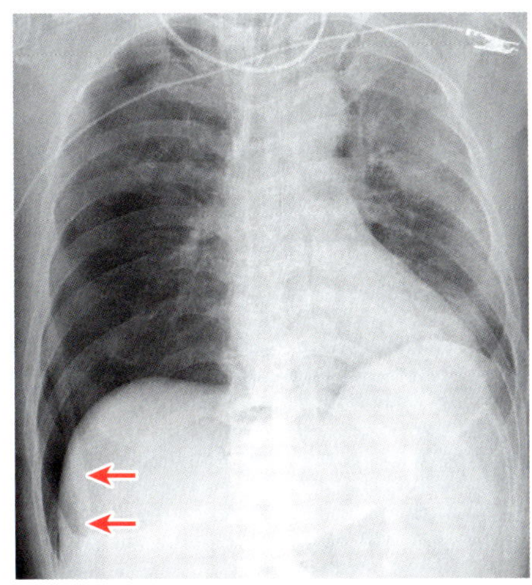

図11 deep sulcus sign（胸部X線写真正面像 仰臥位）
比較的大きな気胸の仰臥位撮影では，外側の肋骨横隔膜角が下方へと進展し，透過性も亢進する．

4）「フェルソン 読める！ 胸部X線写真−楽しく覚える基礎と実践 改訂第3版/原著第4版」（Goodman LR/著，大西裕満，粟井和夫/訳），診断と治療社，2016

5）「画像診断を学ぼう−単純X線写真とCTの基本−」（Herring W/著，江原 茂/監訳），メディカル・サイエンス・インターナショナル，2008

6）「改訂増補版 放射線科医のものの見方・考え方」（今西好正，小谷博子/著），医療科学社，2012

Profile

須賀加奈（Kana Suga）

聖路加国際病院放射線科

専攻医同士で気軽にディスカッションし，多くの指導医からの丁寧なフィードバックがある環境で日々多くのことを学んでいます．放射線科に興味のある方はぜひ気軽に見学にお越しください．

栗原泰之（Yasuyuki Kurihara）

聖路加国際病院放射線科 部長

浸潤影，すりガラス陰影のみかた

野間恵之

①浸潤影もすりガラス陰影も基本的には疾患特異性はない
②用語を理解するにはその背景にある病理像を正確に把握しておく必要がある
③浸潤影を示す疾患の代表は細菌性肺炎であるが，実臨床では抗菌薬に不応の場合の対応を知っておくことがさらに重要である

はじめに

用語としての「浸潤影」は実質性病変としての「consolidation」の訳語です．しかし，日本語では主として間質を広がることを意味する用語の浸潤（infiltration）とまぎらわしいため，浸潤影とはいわずに「硬化像」「均等影」などの用語を使う先生もおられます．またconsolidationは“con”“solid”であり，病理学的には肺胞内を固体化すること，つまり滲出液，漏出液，炎症細胞，腫瘍細胞のいずれが充満してもconsolidationなのです．

胸部単純X線写真を読影する際の浸潤影は，一定の広がりを示す陰影に対して用いられることが多いです．したがって私個人としては実質性陰影を強調する場合は“コンソリデーション”を，そうでない場合は単に“陰影”という色のない用語を用いることが多いです．

用語としてのすりガラス陰影は文字どおり“すりガラス”のような淡い陰影という意味です．しかし，画像上はX線の透過性の問題なのでコンソリデーションが肺胞10のうち10すべてを埋めるイメージに対して，すりガラス陰影は間質性陰影が本義ですが，実際には肺胞10のうち5個以下を埋めるような実質性病変（肺炎の起こりはじめや治りかけ）でもすりガラス陰影になりうるし，サルコイドーシスのような間質上の微小結節の集合や肺胞タンパク症のような肺胞壁にへばりつくような滲出液であってもすりガラス陰影となることに留意する必要があります．

また，胸部単純X線ではニューモシスチス肺炎のようによりびまん性のすりガラス陰影を指摘するのは至難のワザです．したがってすりガラス陰影はどちらかというとCTの用語と認識して，肺胞置換型の進展を示す高分化肺腺癌のときに用いられるすりガラス“結節”とは明確に区別しておく必要があります．

1 実質性肺炎の読み方と鑑別診断

浸潤影を示す疾患の代表はいわゆる**大葉性肺炎**といわれるもので，図1に示す肺炎球菌肺炎が例にあげられます．基本的には限局性の病変で浸潤影の内部にair bronchogram（気管支透亮像）があれば強く疑うことになります．発熱，咳嗽などの臨床症状があって尿中抗原が陽性になれば臨床診断され，喀痰で肺炎球菌が証明されれば確定となります．しかし，起因菌の同定は難しいことも多く，高齢者では脱水のために陰影が出ない場合や，発熱のない場合など，さまざまなバリエーションがあります．

肺炎球菌肺炎は一般にはエンピリックに抗菌薬で治療され，改善することが多いです．しかしながら実際の臨床では抗菌薬に対する反応が悪いことがあり，その場合には，① 抗菌薬が不充分，② 抗菌薬に耐性がある，③ 肺炎球菌ではない別の菌（例えばレジオネラ感染症など），④ 非感染性の炎症〔COP（cryptogenic organizing pneumonia：特発性器質化肺炎）や血管炎など〕を考えてCTが行われることになります．

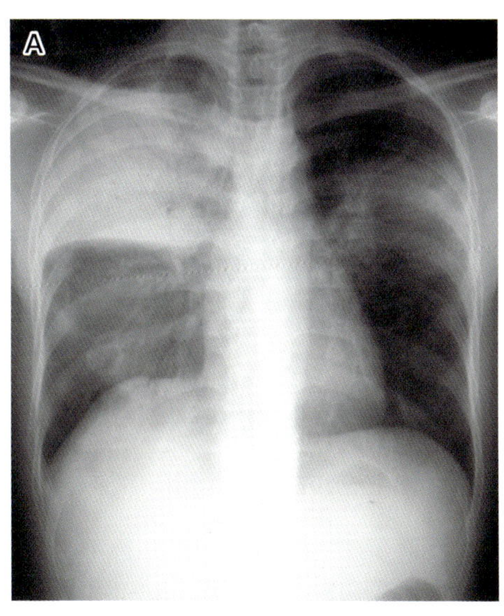

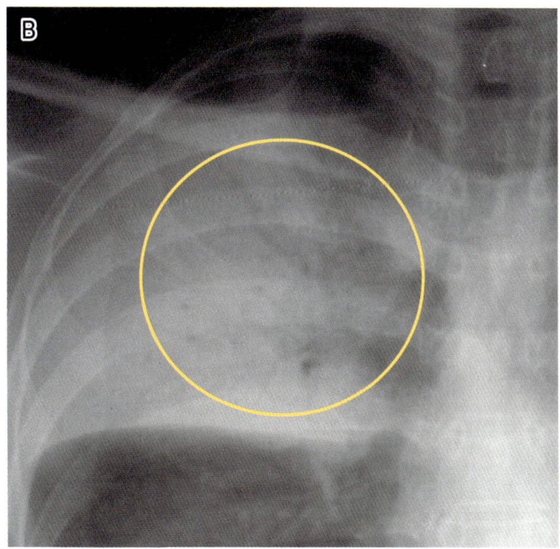

図1 肺炎球菌肺炎
A：胸部単純X線写真．右上葉にair bronchogramを伴う濃いコンソリデーションが認められる．陰影は右下葉や左上葉にもみられる．
B：図Aの右上葉コンソリデーションの拡大像．air bronchogram（○）が明瞭である．

このときに忘れてはならないのが，**薬剤性肺炎**の存在です（図2）．上記①の抗菌薬不足と考えて抗菌薬を極量まで増やしても効果はなく，さらに陰影が増悪するような場合はその抗菌薬に対するアレルギー性肺炎，つまり薬剤性肺炎の存在を疑わないと患者さんを失うことにもなりかねません．

ここがポイント

抗菌薬の効果がないとき，薬剤性肺炎などの非感染性肺炎の可能性を考えること．

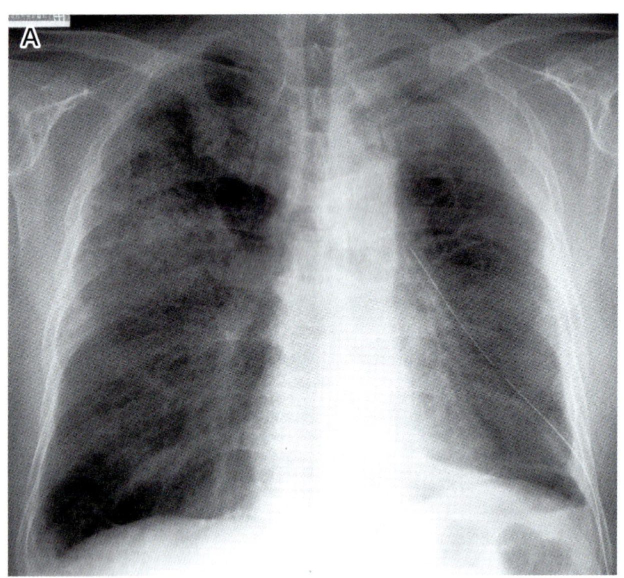

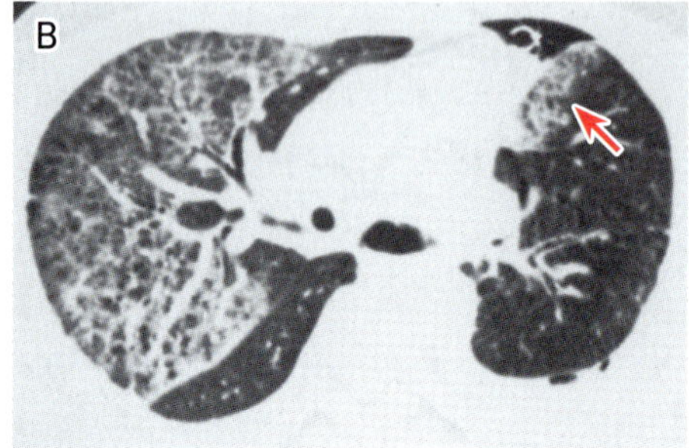

図2 肺癌で左上葉切除後．抗菌薬のフルマリン®による薬剤性肺炎

A：胸部単純X線写真．陰影は淡く両肺に広がっている．

B：肺野のHRCT像．CTでは左下葉の陰影（➡）が非区域性であることがわかる．

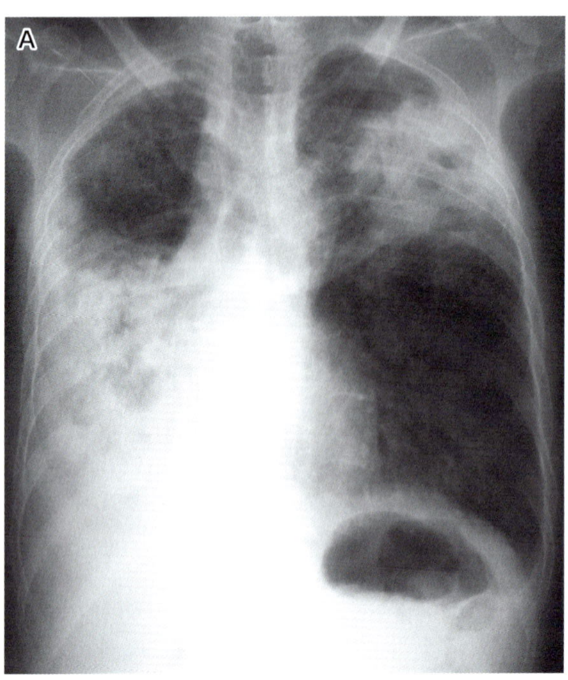

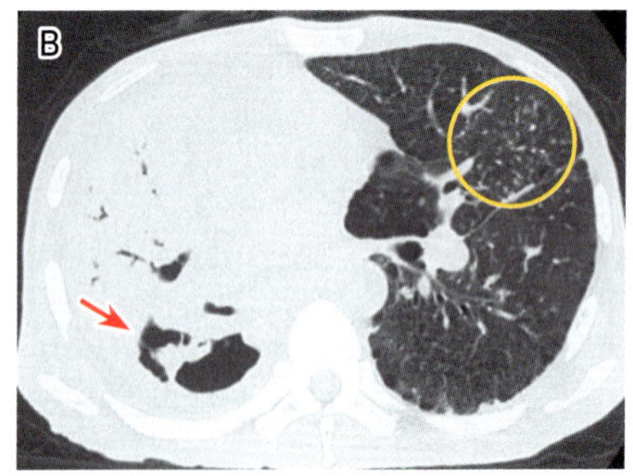

図3 肺結核による重症肺炎

A：胸部単純X線写真．重症肺炎として治療されたが効果がなかった．

B：肺野のHRCT像．CTでは右下葉のコンソリデーションの内部に大きな空洞（➡）があるのがわかる．また，左上葉には小葉中心性の硬い粒状影がある（○）．

また，もう1つのポイントは患者さんの免疫力が低下しているときは教科書どおりの所見を示さない場合があることです．この場合に最も注意が必要なのは結核です（図3）．**結核**は一般には慢性経過の小葉性肺炎の所見をとるのですが免疫不全のある人の場合は大葉性肺炎や重症肺炎となることを知り，疑うことが重要です．

結核の場合，診断が遅れると院内感染などの社会問題となってしまいます．

本稿では誌面の関係で詳細は成書にゆずりますが，抗菌薬に対する反応が悪いときにはCTを撮り専門家に読影してもらうことが重要です．ここではポイントのみを示すと，気道感染症は小葉中心性陰影と汎小葉性陰影の組合わせで画像（**図3**）が成り立つのに対し，**非感染性肺炎**の多くは間質主体に陰影が広がるので非区域性の所見をとること（**図2**），また結核では空洞や散布性の広がりを読みとる（図4）ことが重要です．

このように多くの場合にはCTが重要な情報をもたらすことが多いです．しかし，COPやEP（eosinophilic pneumonia：好酸球性肺炎）などの一部のアレルギー性肺炎の陰影は“移動する浸潤影（図5）”といわれ，週の単位で陰影が移動する様子は胸部単純X線写真の方が，一目でわかりやすい情報を提供してくれることがあるので治療反応性の評価と合わせて胸部単純X線写真の経時的な所見の動きは重要な情報になります．

ここがピットフォール

免疫が正常でないと結核も非定型な画像を呈する．

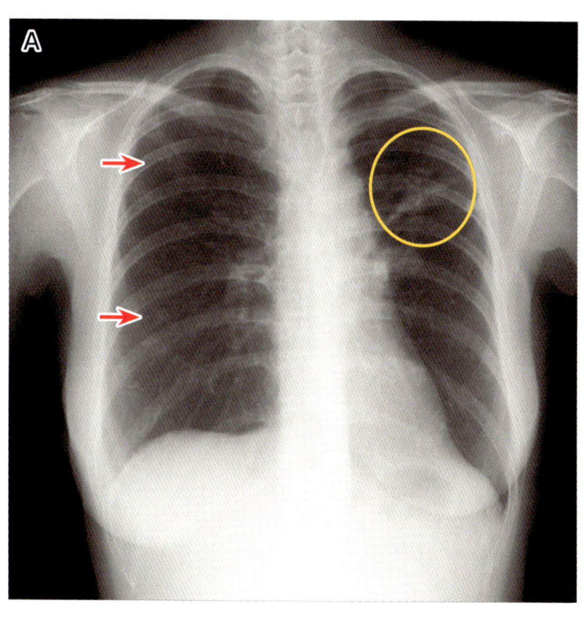

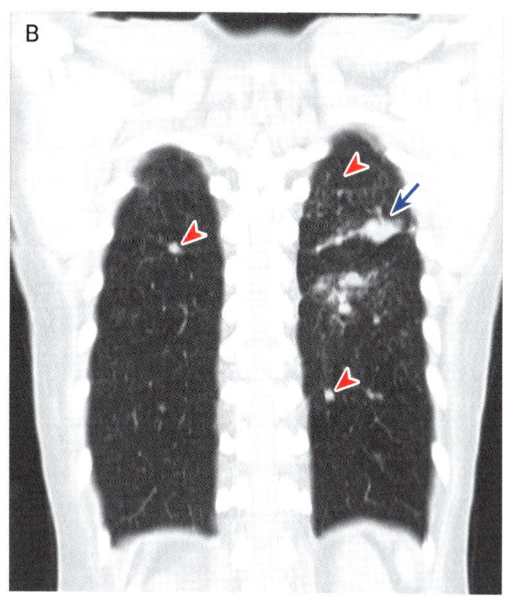

図4 肺結核（40歳代，女性）

A：胸部単純X線写真．左上葉に不整な形の陰影（○）がみられ，よくみると右肺にも結節影（→）が散布性に広がっているのがわかる．

B：CTの冠状断像．CTでは左上葉に汎小葉性の結節状陰影（→）があり，その周辺や右肺にも散布性の広がりを示す小葉中心性の小さな結節（➤）が指摘できる．

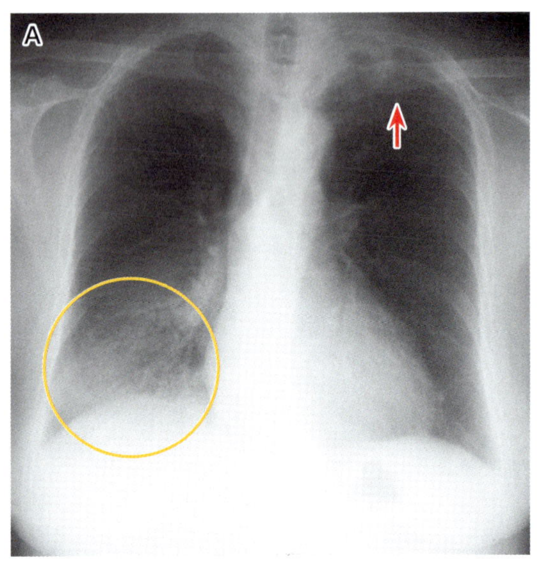

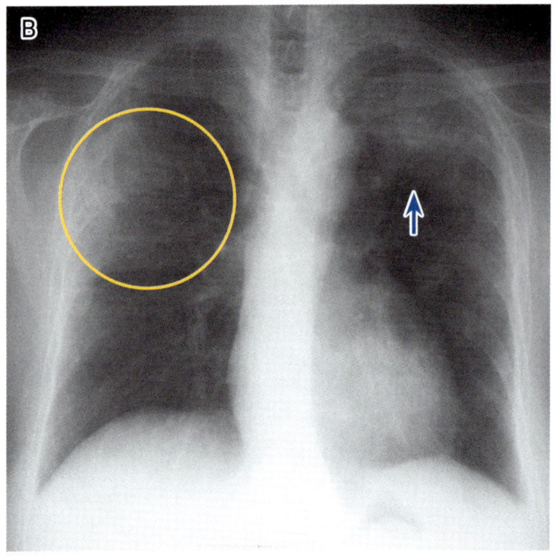

図5 COP（cryptogenic organizing pneumonia：特発性器質化肺炎）
A：初診時の胸部単純X線写真．右下肺野（○）と左の肺尖部（→）に陰影がある．
B：1カ月後の胸部単純X線写真．抗菌薬に反応せず，1カ月の間に右肺では頭側（○）に，左肺では尾側（→）に陰影が移動しているのがわかる．

2 すりガラス陰影の読み方とその鑑別

胸部単純X線写真ですりガラス陰影と認識できるのは，肺水腫や尿毒症肺のように，他の肺野との比較において限局した領域にすりガラス状の淡い透過性の低下する領域に限られます．胸部単純X線写真ではFunnel chest（漏斗胸）のように，陥没した胸骨で心臓が押されることで心右像が見にくくなり一見すりガラス陰影のようにみえる偽病変にだまされないことです．

すりガラス陰影は，CTの方がはるかに理解しやすくなります．当初，間質性肺炎の初期像もしくは，間質性肺炎の活動性を反映する所見としてすりガラス陰影は報告されましたが，先にも述べたように，必ずしも間質影のみを反映することはないので注意が必要です．

胸部単純X線写真でびまん性のすりガラス陰影として認識されるのは，頻度の高い疾患としては過敏性肺炎や粟粒結核などがあります．これらはCTでは小葉中心の淡い粒状影や間質の粟粒結節（図6）として確認できますが，モニターの解像度の関係やヒトの目の識別能の限界などから胸部単純X線写真では，すりガラス陰影とみえることもよくあります．**過敏性肺炎**では患者さんの住環境を含めた生活環境などの詳しい聴きとりが重要です．また，胸水が臥位で背側にまわったときなども，すりガラス陰影を示します．

ここがポイント

胸部単純X線写真で異常がはっきりしなくても症状が強いときはCTを撮ろう．

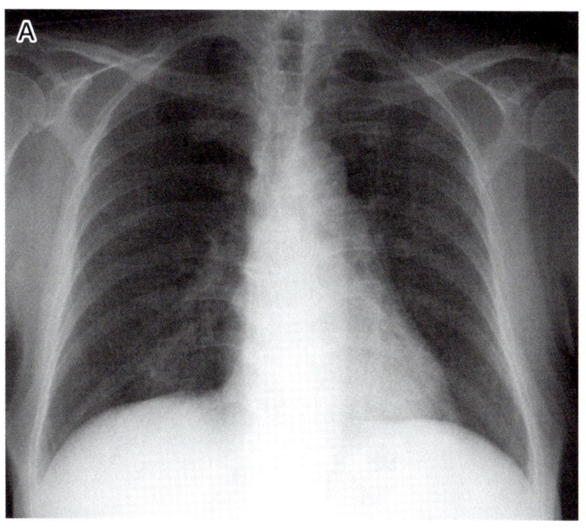

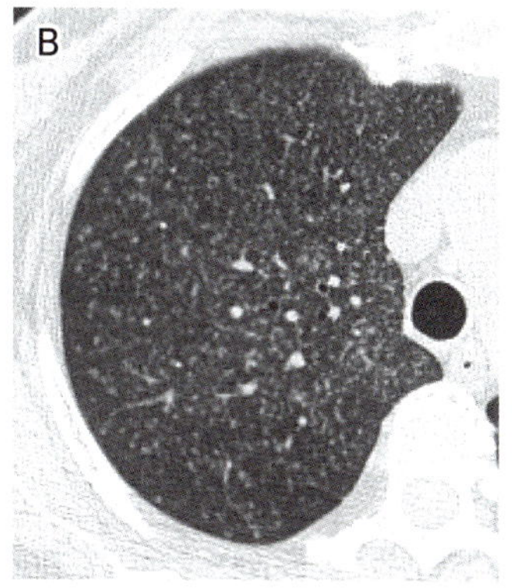

図6 粟粒結核
A：胸部単純X線写真．解像度がよいモニターでみると粒状影とわかるが，そうでなければ所見は全肺野のすりガラス陰影としか認識できない場合もある．
B：HRCT（右肺の拡大像）．微細な粒状影が広義間質にびまん性に分布しているのがわかる．

おわりに

浸潤影にしてもすりガラス陰影にしても，本来色のない用語，つまり病理像と一対一に対応する用語ではありません．

それぞれ多彩な鑑別を含んでおり，詳細な臨床情報を抜きにしては鑑別は絞り切れません．正確な読影のためには詳しい病歴聴取が非常に重要なのです．

参考文献

1）「実践！胸部画像診断」（野間恵之／著），学研メディカル秀潤社，2011
2）「極める！胸部写真の読み方」（佐藤雅史／編著），学研メディカル秀潤社，2012
3）「Chest Radiology：Plain Film Patterns and Differential Diagnoses 4th ed.」（Reed JC），Mosby, 1997

Profile

野間恵之（Satoshi Noma）
天理よろづ相談所病院 放射線部診断部門 部長
専門分野：胸部画像診断
近年CTの進歩に伴って，臨床の場においても胸部単純X線写真を撮らずに，あるいは撮ってもきちんと読まずにCTをオーダーする先生が増えています．しかしながら，単純X線写真は，どこでもすぐに撮れ，安価で被曝も少なく，一目で経過がわかるなど，多くのメリットがあります．胸部単純X線写真の読影をマスターすると臨床での素晴らしい武器となります．CTを答えとして自分で学べますので，ぜひ，読影に習熟するべく努力していただきたいと思います．

結節影（空洞を含む）のみかた

竹中大祐

① 胸部単純X線写真における結節影の読影の第一歩は，血管，肋骨の重なり，乳頭などの正常構造と鑑別して，結節影を拾い上げることである
② 次の一歩は，陰影の透過性，辺縁の性状を評価することである
③ 胸部単純X線写真で結節影などの異常影を疑った際は，CTを活用し陰影の性状を確認することが重要である

はじめに

結節影を呈する疾患の代表は，肺癌です．また感染症が示す像は多岐にわたりますが，結核がしばしば，この像をとります．いずれも，その致死性および感染力から臨床上問題となる疾患です．これらの可能性がある陰影を見落とさず，呼吸器専門医につなぐことが，胸部単純X線写真をオーダーするすべての医師に求められます．

1 結節影の重要な画像所見

結節影は，胸部単純X線写真またはCT像上で丸い陰影を示し，周囲との境界が明瞭なものから不明瞭なものまで幅があります．サイズが30 mm以下の陰影を示し，30 mmを超えるものは腫瘤影といいます．陰影を構成する要素は，浸潤影以上の透過性を呈する充実性成分からすりガラス陰影まであり，これらが混在するものもみられます．また，内部に石灰化を伴うものもあり，鑑別診断上，重要な所見となります．さらに結節影の読影のうえで，その辺縁の性状はポイントです．周囲との境界が明瞭か不明瞭か，明瞭であれば，平滑な辺縁からなるか，凹凸不整な辺縁からなるか，を評価します．その辺縁を評価する

うえでのキーワードが，スピキュラとノッチです．

1）スピキュラ（spicula）

結節辺縁から放射状に伸びる棘状の線状影です．結節が周囲構造を引き込むことで形成されます．周囲の肺胞壁などの間質への腫瘍浸潤により形成されることもあります．肺腺癌の特徴的所見ですが，収縮性変化の強い肉芽腫や瘢痕でもみられます（図1）．

ここがピットフォール

肺癌では喫煙歴をもつ患者が多く，肺気腫をしばしば合併します．肺気腫によるブラに囲まれた結節では，結節に接するブラ壁とスピキュラがしばしば酷似した像を呈します．

2）ノッチ（notch）

分葉状の結節辺縁にみられる，V字型の凹みをいいます．腫瘍が周囲の既存の血管に増殖を抑えられ，不均一に増殖することで形成されます（図2）．

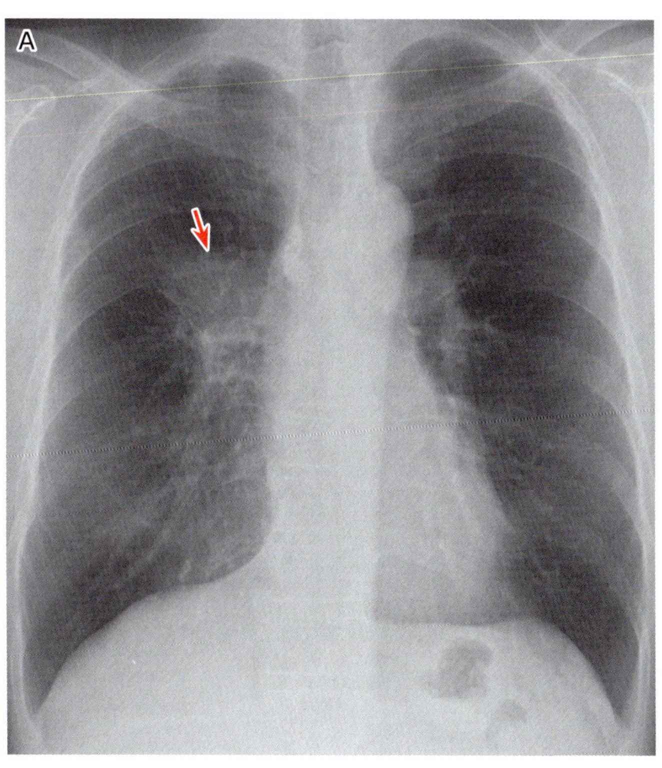

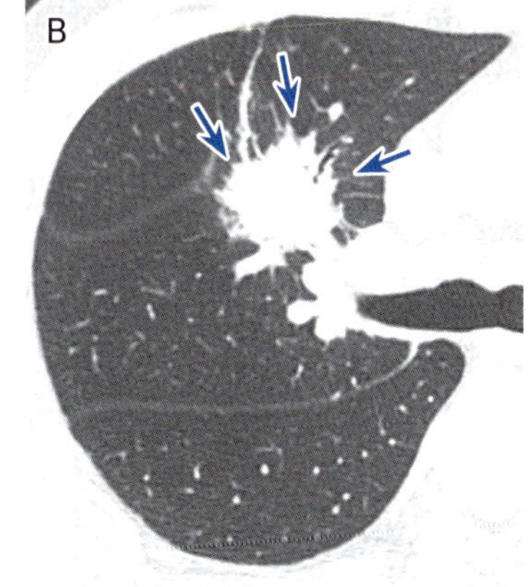

図1 右上葉肺癌（腺癌）

A：胸部単純X線写真．右肺門陰影に重なる不整な腫瘤影を認める．辺縁にスピキュラ（→）がみられる．
B：薄層CT．右肺上葉の腫瘤辺縁にスピキュラ（→）が明らかである．

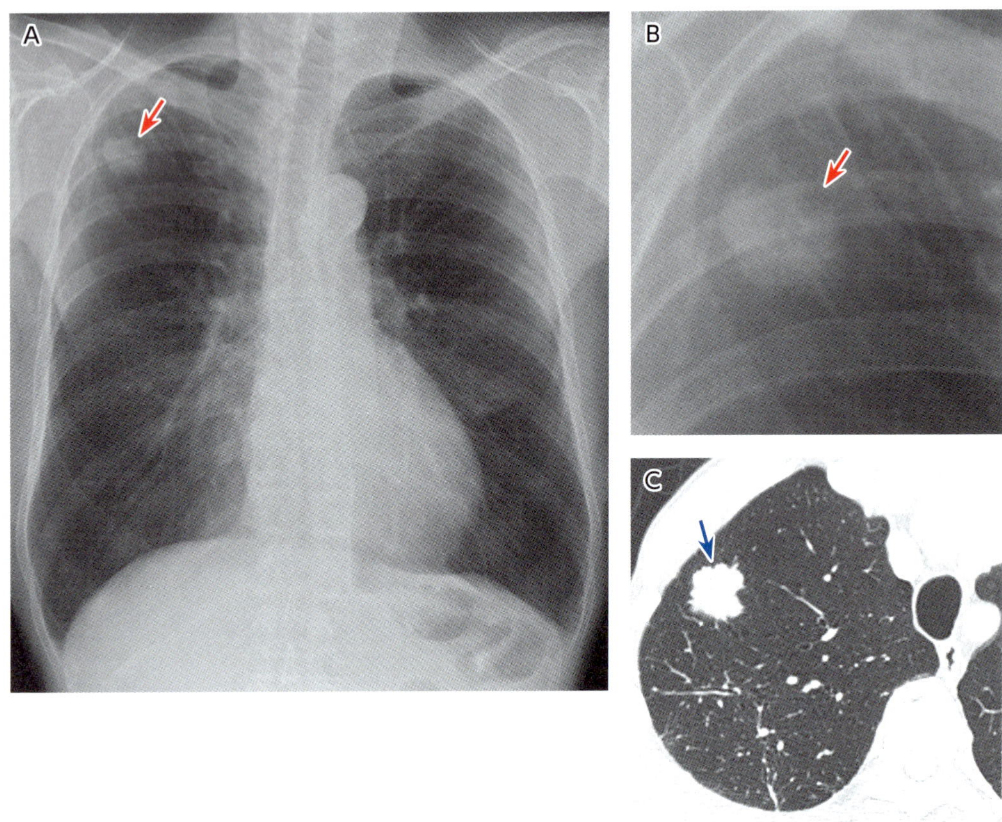

図2 右上葉肺癌（腺癌）
A：胸部単純X線写真．B：Aの拡大像．右上肺野末梢に境界明瞭な結節を認める．辺縁にノッチ（→）を認める．
C：薄層CT．右上葉の結節の辺縁にノッチ（→）が複数みられる．

3）胸膜陥入

結節と胸膜を結ぶ線状影で結節の収縮に伴い胸膜を引き込むことにより形成されます．2枚の臓側胸膜が重なった構造をもち，結節は胸膜腔に露頭していることがしばしばあります．

4）空洞

結節，腫瘤内の含気腔です．病変内の壊死物が気管支を介して排出されることで形成されます．壁が厚く不整な空洞は，肺癌で多くみられます．

5）石灰化

結節内の石灰化は，良悪性鑑別上重要です．結核腫，過誤腫などの良性病変でみられますが，肺癌では稀です．結節内にみられる全体，層状，中心性，多発点状の石灰化は良性結節を示唆します．

2 結節影の副所見

1）散布巣

結核でみられる結節周囲の粒状影，線状影，分岐状影をいいます（図4参照）．腫瘍よりも感染症を示唆する所見です．結核の検索のために喀痰検査が望まれます．

2）リンパ節腫大

肺門，縦隔のリンパ節腫大は，肺癌のリンパ節転移をみていることがあります．肺野末梢にみられる結節が，肺癌である可能性を支持する所見です．

3 結節影を呈する代表的な疾患と特徴

1）原発性肺癌

胸部単純写真は，無症状の肺野型肺癌の発見法として最も重要な役割を果たしています．CT検診も一部で行われていますが，一般的な検診は胸部単純写真を用います．また日常臨床において，他疾患で撮影された胸部単純写真から肺癌が発見されるといった機会にも多く遭遇します．つまり胸部単純写真は肺癌の発見が目的であり，その質的診断，病期診断には，CTが必要となります．

原発性肺癌のなかで最も頻度の高い組織型である腺癌は，多彩な像をとります．上皮内腺癌や微小浸潤腺癌では，CT上，すりガラス結節を呈し，単純写真での同定は困難です．浸潤腺癌では，中心部に瘢痕様線維化をきたしやすく，周囲の構造を含め収縮し，スピキュラや胸膜陥入像を形成します（**図1**）．

扁平上皮癌では肺門型での発症が多いとされていますが，肺野末梢に発生する肺野型も少なくなく，腺癌に比べ周囲の肺を圧排しながら増殖する傾向があり，ノッチがしばしばみられます．また，空洞を形成することも多いです．

小細胞癌は肺門型が多いですが，肺野型では末梢に小さな原発巣の結節がみられる時期に，すでに肺門縦隔に大きなリンパ節転移をきたしていることがよくみられます．

2）肺転移（図3）

高齢者では，悪性疾患の既往の有無にかかわらず，原発巣より先に肺転移が発見される可能性があることを忘れてはいけません．肺転移は多発することが多く，その場合は診断が容易ですが，大腸癌，腎癌，乳癌などの転移ではしばしば単発での転移をきたします．単発の肺転移は，原発性肺癌や良性肺腫瘍などとの鑑別が問題となります．肺転移は一般に境界明瞭で辺縁平滑な類円形を呈しますが，スピキュラやノッチを伴う結節を呈することもあり，その場合は原発性肺癌との鑑別が難しくなり，組織学的検査を要することもあります．また，頭頸部癌や膀胱癌などの扁平上皮癌や移行上皮癌の肺転移は，しばしば空洞を形成します．

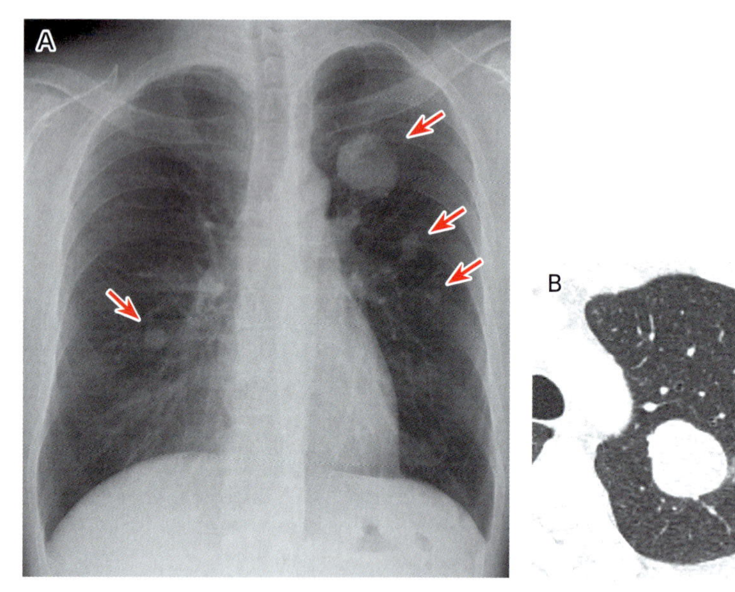

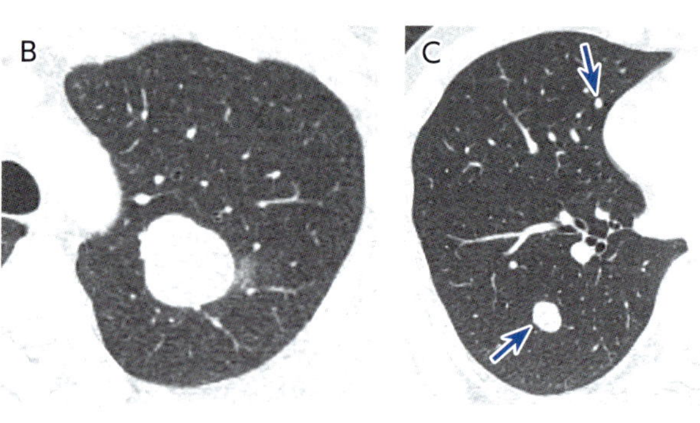

図3 多発肺転移（右肘皮膚の平滑筋肉腫からの転移）
A：胸部単純X線写真．両肺に境界明瞭なほぼ円形の結節が多発している（→）．
B，C：薄層CT．いずれの結節も境界明瞭で辺縁整の類円形を呈している（→）．

3）過誤腫

良性肺腫瘍で最多です．無症状で検診などで偶然発見されます．多様な肺組織の混在する組織奇形で40歳以上に好発します．辺縁明瞭な分葉状結節を呈し内部にポップコーン様の粗大な石灰化がみられます．CTで脂肪成分の低吸収域が確認されれば，診断は容易です．

4）結核（図4）

肺結核は，本邦でしばしば遭遇する疾患で，多彩な画像所見を呈します．そのなかで結核腫は結節を呈し，肺癌との鑑別が問題となることが稀ではありません．結核腫は結核の乾酪壊死が肉芽腫や線維組織に被包化されたもので，肺のS1，S2，S6に好発します．境界明瞭な結節で辺縁は平滑なものから凹凸不整なものまであります．内部に石灰化を伴うことが多く，周囲に散布巣の小結節もよくみられます．石灰化がない，または，結節の辺縁に石灰化が存在する場合は肺癌との鑑別がしばしば困難になり，組織学的診断が必要になることがあります．

5）肺膿瘍

肺実質の壊死を伴う限局性感染症です．起炎菌は嫌気性菌が多く，壊死に伴い空洞を形成して内部に液貯留を呈し，液面形成もしばしばみられます．結節の辺縁は不整で周囲に浸潤影を伴うことが多く，画像上は肺癌との鑑別が困難なことがあります．発熱，胸痛，白血球増多，CRP上昇などの臨床所見と合わせて診断することが肝要です．

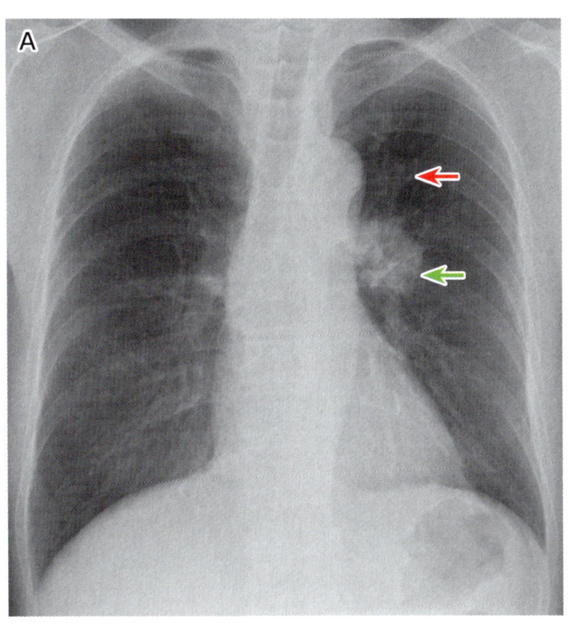

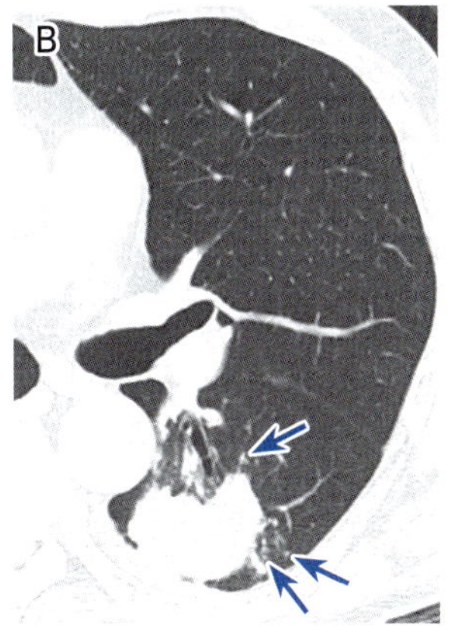

図4 結核

A：胸部単純X線写真．左肺門に腫瘍影を認める（→）．近傍に小結節（→）を伴い，散布巣が疑われる．

B：薄層CT．左肺下葉S6に腫瘤を認める．腫瘤の周囲に散布巣の粒状影（→）を伴う．

6）真菌症

肺クリプトコックス症（図5）と肺アスペルギルス症（図6）が代表的です．肺クリプトコックス症は健常者に生じる原発性と免疫不全状態で生じる続発性があります．原発性クリプトコックス症は，単発性結節もしくは同一葉内の多発性結節を呈することが多く，続発性でも結節を呈しますが，浸潤影を伴うことが多くなります．肺アスペルギルス症は，健常者に生じる菌球形成型（Aspergilloma）とアレルギー性気管支肺アスペルギルス症（allergic bronchopulmonary aspergillosis：ABPA），免疫不全状態で発症する侵襲性アスペルギルス症（invasive aspergillosis：IA）と慢性アスペルギルス症（chronic aspergillosis：CA）があります．菌球形成型は，既存の陳旧性肺結核後などの空洞内に菌球を形成します．菌球と空洞壁との間に特徴的な三日月状の隙間がみられ，air crescent sign または meniscus sign と呼びます．

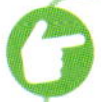

コンサルトの前に：結節と血管，肋骨との鑑別

血管と肋骨など骨との重なりや，胸郭前後での肋骨どうしの重なりが，結節様にみえることがあります．これらの正常構造の重なりは，肋骨の皮質に囲まれた透過性低下としてみえ，結節様の陰影の辺縁が骨皮質から膨隆することはありません．肺内の結節病変は，その辺縁が肋骨の骨皮質の外にはみ出していることから，判別できることがほとんどです．

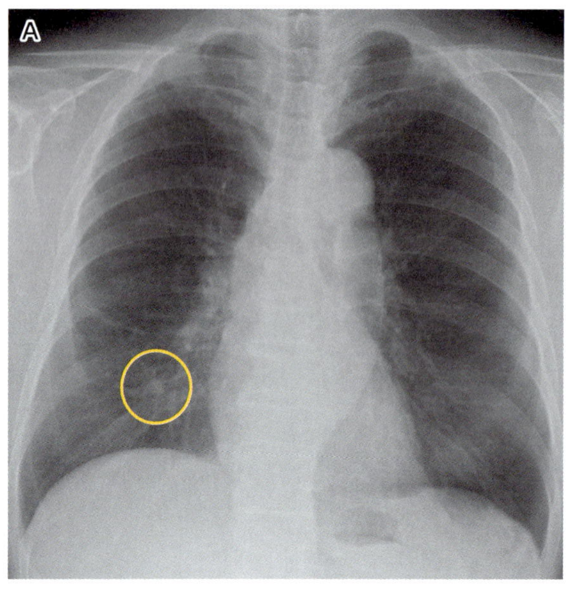

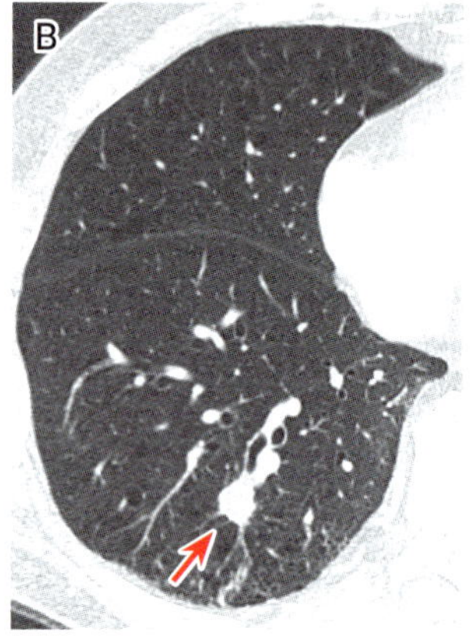

図5 肺クリプトコックス症

A：胸部単純X線写真．右下肺野に結節（○）を認める．

B：薄層CT．右肺下葉に境界明瞭な結節（→）を認める．気管支鏡（transbronchial lung biopsy：TBLB）にて，クリプトコックス真菌が証明された．

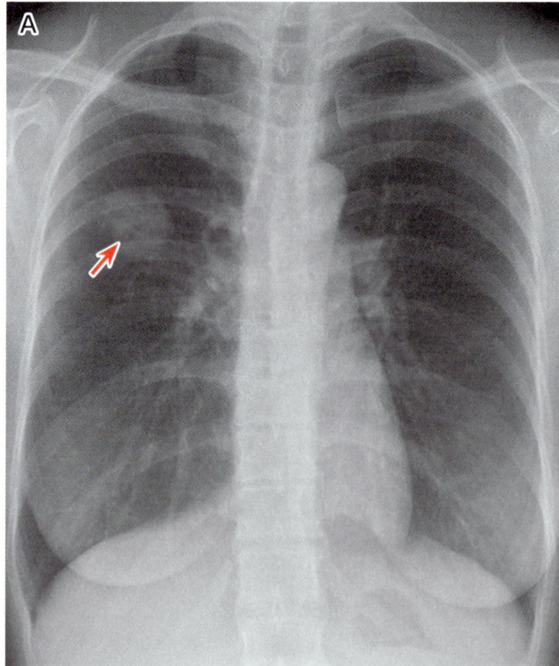

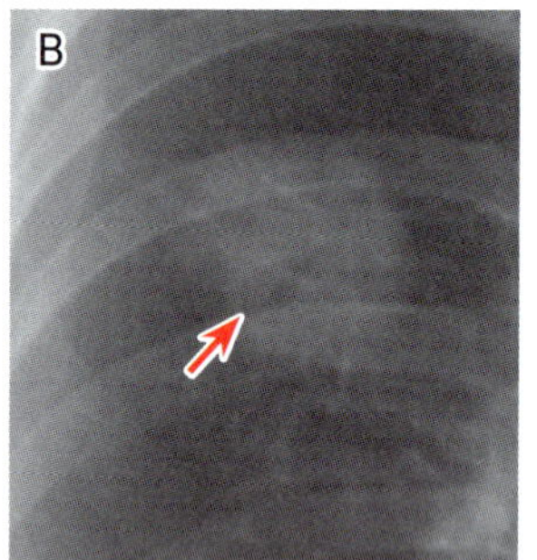

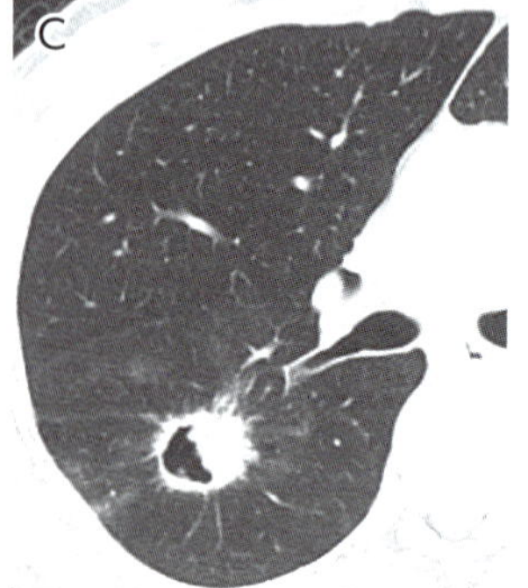

図6 肺アスペルギルス症

A：胸部単純X線写真．B：Aの拡大像．右中肺野に腫瘤影を認める．内部にスリット状の空気像（→）（air crescent sign, meniscus sign）がみられる．

C：右肺上葉肺癌の治療中に生じた空洞内に壁在結節が増大してきた．気管支鏡（TBLB）にて，アスペルギルス真菌が証明された．

おわりに

胸部単純写真は安価で容易な検査であり病変のスクリーニング，頻回の撮影による病状経過評価などには有用です．しかし，結節影を含む異常影の存在診断，性状評価にはCTが必要であり，疑問のある所見を拾った際は，CTによる精査を積極的に活用してください．

引用文献

1）Hansell DM, et al：Fleischner Society: glossary of terms for thoracic imaging. Radiology, 246：697-722, 2008

2）小林 健：肺癌の胸部CTの典型例．肺癌，50：846-852，2010

3）「新版 胸部単純X線診断—画像の成り立ちと読影の進め方」（林 邦昭，中田 肇／編），学研メディカル秀潤社，2000

4）「胸部のCT 第3版」（村田喜代史，他／編），メディカル・サイエンス・インターナショナル，2011

Profile

竹中大祐（Daisuke Takenaka）

兵庫県立がんセンター 放射線診断科

胸部画像診断を専門とし，肺癌などの悪性疾患の診断，治療に伴う肺炎，薬剤性間質性肺炎などの診断に勤しんでいます．

びまん性線状影のみかた

中園貴彦

①びまん性線状影を呈する疾患の多くは，肺の間質やリンパ路を主座とする疾患である
②びまん性線状影の性状，分布，随伴所見から鑑別疾患を絞り込む
③臨床情報と画像所見を総合的に考えることが診断において重要である

はじめに

胸部単純X線写真においてびまん性線状影を呈する疾患の多くは，肺間質を主座とする疾患で，間質性陰影や間質性パターンとも呼ばれます．肺間質は，**広義間質（気管支血管周囲間質，小葉間隔壁，肺静脈周囲間質，胸膜間質）**と**狭義間質（肺胞隔壁）**に分類されます．びまん性線状影を呈する疾患は多彩であり，診断のためには病態と画像所見の特徴を理解する必要があります．単純X線写真は胸部画像診断の基本であり，CTに比べて得られる情報に限界はありますが，臨床情報とあわせて鑑別を絞り込むことができます．本稿では，びまん性線状影を呈する代表的な疾患の画像を提示しながら，読影のポイントについて解説します．

1 びまん性線状影を呈する疾患

単純X線写真にてびまん性線状影を呈する疾患は，非常に多彩です（表）．心原性肺水腫では，肺静脈圧（正常は12 mmHg以下）の上昇に伴い，上肺への血流分布が増加し上肺野の血管影が増強します．肺静脈圧が17～20 mmHgを超えると間質性肺水腫，25 mmHgを超えると肺胞性肺水腫をきたします．間質性肺水腫（**症例1**）では，浮腫によって間質の肥厚がみられます．特発性や膠原病に関連した間質性肺炎（**症例2**）では，炎症や線維

表 びまん性線状影を呈する代表的な疾患

病態	疾患名
間質の浮腫	間質性肺水腫
間質の線維化，炎症，アレルギーなど	特発性や膠原病に関連した間質性肺炎 （慢性）過敏性肺炎 薬剤性肺障害 急性および慢性好酸球性肺炎 ニューモシスチス肺炎 ウイルス性肺炎 急性呼吸促迫症候群
リンパ路病変	癌性リンパ管症 悪性リンパ腫 サルコイドーシス
間質やリンパ路への物質の沈着	塵肺（珪肺，石綿肺など） アミロイドーシス
肺野の気腫性変化や多発嚢胞	肺気腫 ブラ リンパ脈管筋腫症 肺ランゲルハンス細胞組織球症

化による間質の肥厚がみられます．また肺間質内にはリンパ路が存在し，癌性リンパ管症（症例3）や悪性リンパ腫では腫瘍細胞が，サルコイドーシス（症例4）では肉芽腫がリンパ路に局在するため，間質の肥厚がみられます．リンパ脈管筋腫症（症例5），肺ランゲルハンス細胞組織球症などの肺野に多発嚢胞をきたす疾患では，嚢胞壁を反映して線状影や網状影がみられる場合があります．

2 画像所見と鑑別のポイント

1) 間質性パターンと肺胞性パターン

単純X線写真の読影による鑑別診断では，**間質性パターン**と**肺胞性パターン**を区別することが重要です[1]．間質性パターンの陰影は，主に線状影，網状影，蜂巣肺（honey combing）などで，分布はびまん性で広範なことが多く，気管支血管周囲，小葉間隔壁，胸膜下などに一致します．一方肺胞性パターンの陰影は，浸潤影，斑状影などが多く，気管支透亮像（air bronchogram）を伴うこともあり，分布は限局性もしくは多発性で，肺葉や区域に一致します[1]．ただし，間質性と肺胞性のパターンが混在することもあり，両者の区別が難しいこともあります．

ここがポイント

陰影の性状と分布から，間質性パターンか肺胞性パターンかを区別します．

2) Kerley線

線状影は幅2 mm以下の細長い陰影で，複数の線状影が重なって網目状になると網状影と表現されます．線状影と網状影は，同じ病態で同時にみられることも多いです．代表的な線状影は，肺の小葉間隔壁肥厚を反映する**Kerley線**で，septal lineとも呼ばれます．Kerley A線は，上中肺野にみられる肺門方向に向かう2～6 cmの線状影で，胸膜面に達することはありません．最もみられる頻度が高いKerley B線は，外側胸膜に向かって水平に伸びる厚さが1～2 mm，長さは2.5 cmぐらいまでの線状影で，主に下肺野の肋骨横隔膜角付近にみられます（図1A，3A，4A）．Kerley C線は下肺野にみられる細い網状影です．

3) 線状影の性状，分布，随伴所見

画像診断では，線状影の性状，分布，随伴所見から鑑別を絞り込みます．

❶ 性状

間質性肺水腫（図1）では，浮腫性の間質肥厚を反映した平滑な線状影やKerley B線がみられます．間質性肺炎（図2）では線維化によって，癌性リンパ管症（図3）やサルコイドーシス（図4）ではリンパ路の腫瘍細胞や肉芽腫を反映した粒状影によって，線状影が不整になる傾向があります．

❷ 分布

分布の特徴としては，**サルコイドーシス（図4A），珪肺，肺ランゲルハンス細胞組織球症などは上肺野優位の分布**を示します．一方，**間質性肺炎，慢性過敏性肺炎，石綿肺などは下肺野優位の分布**を示します．**特に間質性肺炎は，胸膜側，背側と両側の肋骨横隔膜角に所見が目立ちます（図2）**．肺胞性肺水腫では，両側肺門側優位に浸潤影（蝶形陰影，butterfly shadow）がみられ，慢性好酸球性肺炎は，対称的に胸膜側優位に浸潤影がみられます（photographic negative of pulmonary edema）．

❸ 随伴所見

随伴所見も鑑別に重要であり，間質性肺水腫では心拡大，肺血管影の増強や不明瞭化（図1A），胸水，peribronchial cuffing（気管支正接像で気管支壁が厚くなること）などを伴います．サルコイドーシス（図4A），悪性リンパ腫，癌性リンパ管症，塵肺では，肺門・縦隔リンパ節腫大を伴う可能性があります．肺の容積低下は線維化を示唆する所見であり，**間質性肺炎では下肺野優位の容積低下がみられ，肺底部に蜂巣肺がみられることもあります（図2）**．珪肺では，上肺野優位に粒状影，塊状影（大陰影），容積低下がみられます．癌性リンパ管症では，肺野に原発性肺癌（図3A）や肺転移がみられる可能性があり，胸水を伴うことも多いです（図3B）．石綿肺では，下肺野や横隔膜面に対称性，多発性に胸膜肥厚や石灰化（石綿関連胸膜病変，胸膜プラーク）を伴う可能性があります．リンパ脈管筋腫症では，びまん性の薄壁嚢胞（図5B）が特徴的で，肺野の容積低下はみられず，くり返す気胸（図5A）や乳び胸水を伴うことがあります．

ここがポイント

線状影の性状，分布，随伴所見から鑑別を絞り込む．

症例1

80歳代女性．慢性心不全の急性増悪，間質性肺水腫．
1カ月前より両下肢のむくみ，数日前から息苦しさを自覚．

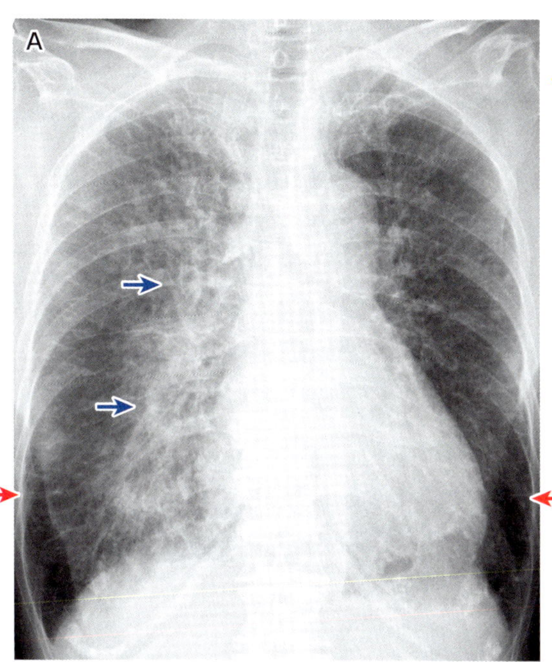

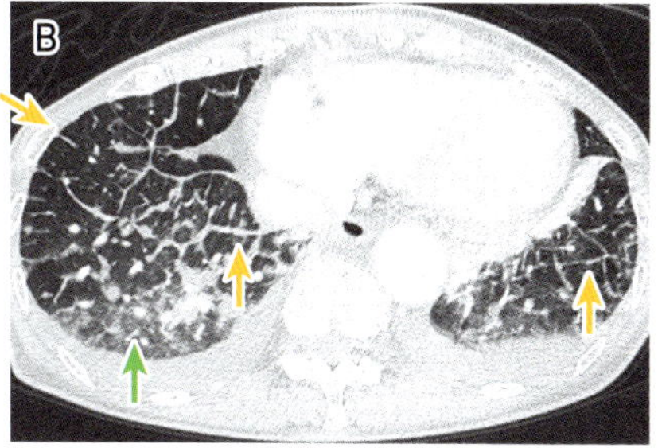

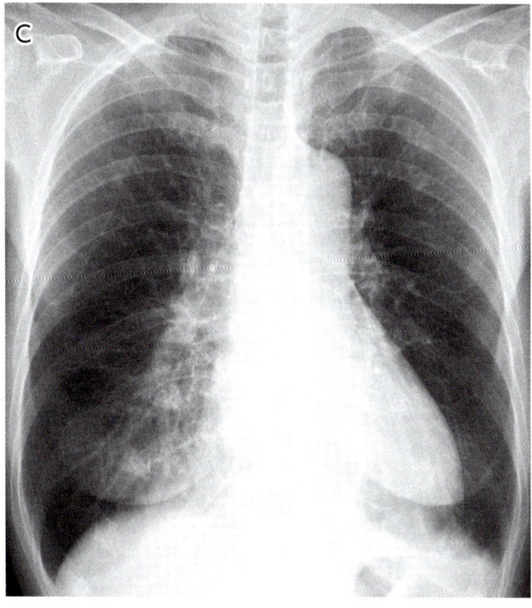

図1 間質性肺水腫

A：単純X線写真正面像（臥位，来院時）．両肺びまん性に平滑な線状影，網状影を認める．両肺野外側には胸膜に垂直に走行する多数の線状影（→，Kerley B線）を認め，小葉間隔壁の肥厚を疑う．陰影の性状や分布からは間質性パターンと思われる．肺野の容積低下はなく，線維化を示唆する所見はない．心拡大，上肺野優位の血管影増強もみられ，肺水腫を疑う．右肺野内側の血管影周囲に浸潤影（→）も疑われ，間質性＋肺胞性肺水腫の可能性がある．

B：CT．両肺びまん性に，二次小葉辺縁の小葉間隔壁の平滑な肥厚（→）を認め，亀甲状にみえる．両肺の血管影増強，両側胸水，右肺下葉背側にはすりガラス影（→）もみられる．

C：単純X線写真正面像（立位，治療開始4日後）．両肺のびまん性線状影や網状影，血管影増強，心拡大は著明に改善している．

症例2

70歳代男性．特発性間質性肺炎．

2年前から徐々に進行する咳嗽，労作時呼吸困難感．喫煙歴は1日20本を47年間．膠原病の既往なし．

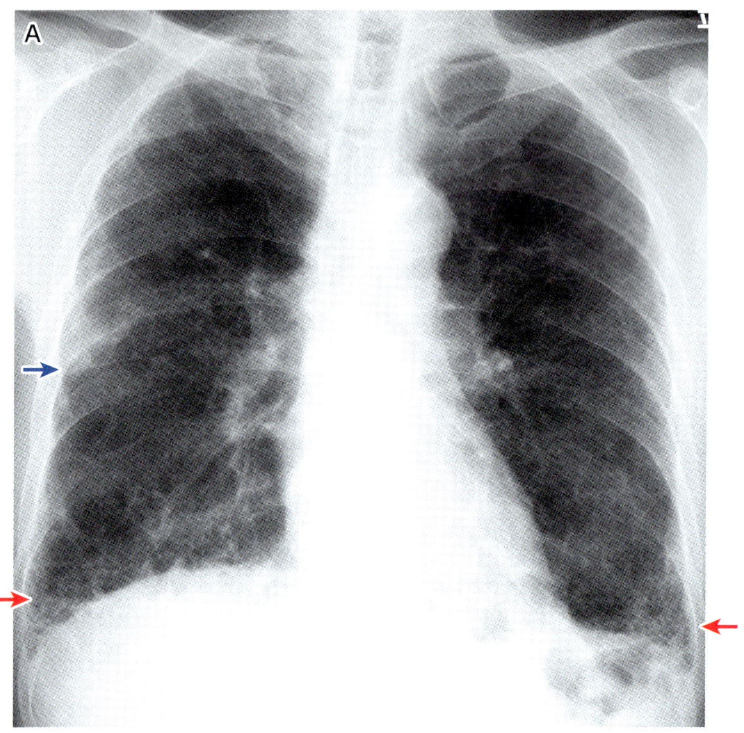

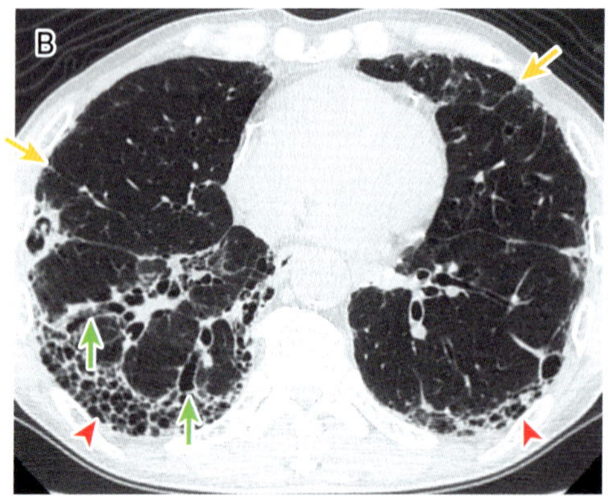

図2 特発性間質性肺炎

A：単純X線写真正面像．両肺の下肺野，胸膜側優位に線状影，網状影を認め，特に両側の肋骨横隔膜角部で陰影が目立つ（赤矢印）．右肺小葉間裂（青矢印）と右横隔膜との距離が短く，下肺野優位の容積低下を疑う．また肺底部には嚢胞が集簇したような陰影（蜂巣肺）も疑われ，線維化が示唆される．間質性パターンの陰影で，所見からは間質性肺炎を疑う．

B：CT．両肺の胸膜側，背側優位に線状影，網状影を認め，小葉間隔壁肥厚（黄矢印）もみられる．両肺下葉の容積低下，牽引性気管支拡張（緑矢印），蜂巣肺（赤矢頭）もみられ，線維化が示唆される．

症例3

70歳代女性．右肺上葉原発性肺癌，癌性リンパ管症．
2カ月前に背部痛を自覚．呼吸困難感，咳嗽が徐々に進行した．

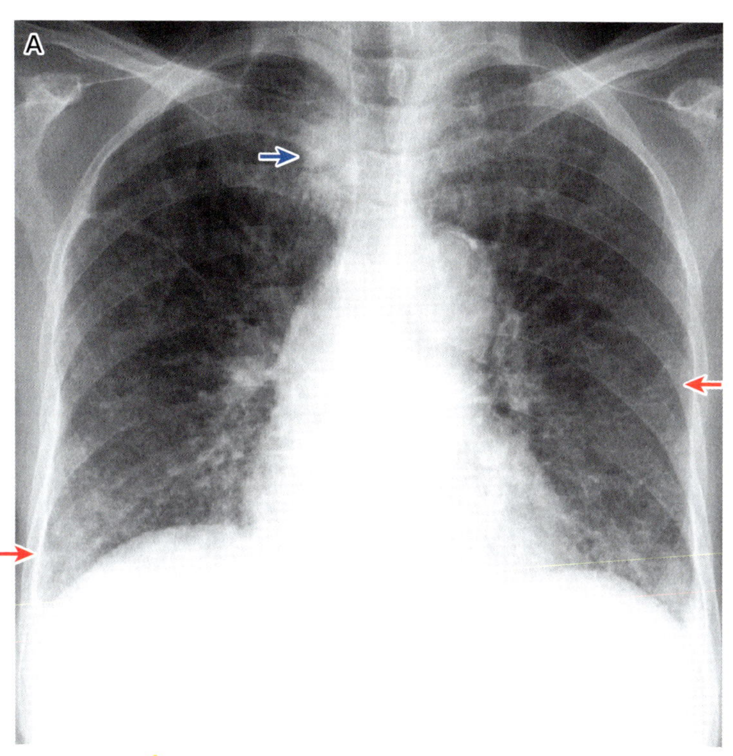

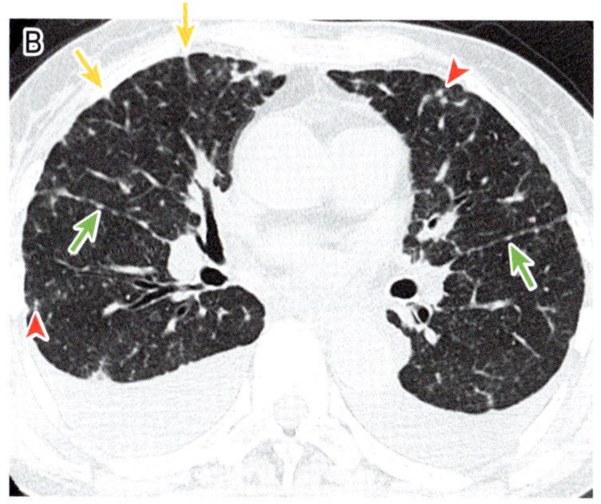

図3 癌性リンパ管症

A：単純X線写真正面像．両肺は吸気不足の状態である．両肺びまん性，下肺野優位に境界不明瞭な線状影，網状影，粒状影を認める．両側下肺野外側の胸膜に垂直に走行する線状影（➡，Kerley B線）を認める．陰影の性状，分布からは間質性パターンと思われる．右上肺野内側に境界不明瞭な腫瘤影（➡）を認め，同部に原発性肺癌が確認された．

B：CT．両肺野の胸膜側にやや不整な小葉間隔壁肥厚（➡）を認める．両側大葉間裂に沿った粒状影（➡）がみられる．二次小葉の中心の細気管支や肺動脈に一致するような粒状影（➤）もみられる．小葉間隔壁や胸膜に沿った分布，小葉中心性の分布が両方みられ，リンパ路に一致する病変である．両側胸水もみられる．多発骨転移，肝転移もみられ（未提示），肺癌に合併した癌性リンパ管症を疑った．

症例4

70歳代女性．サルコイドーシス．
呼吸器症状なし．ぶどう膜炎あり．ACE（angiotensin conversion enzyme）の上昇あり．

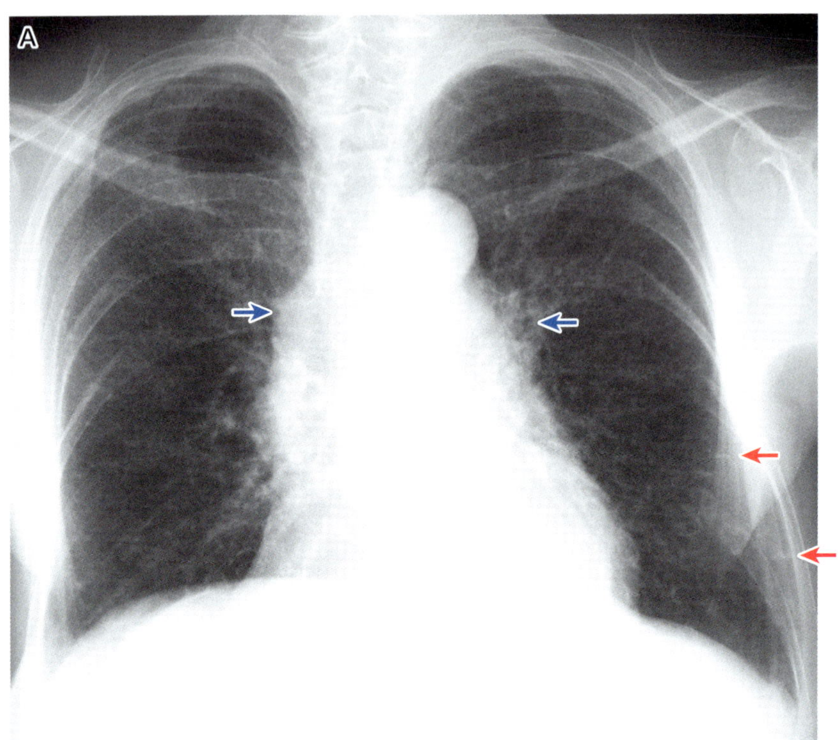

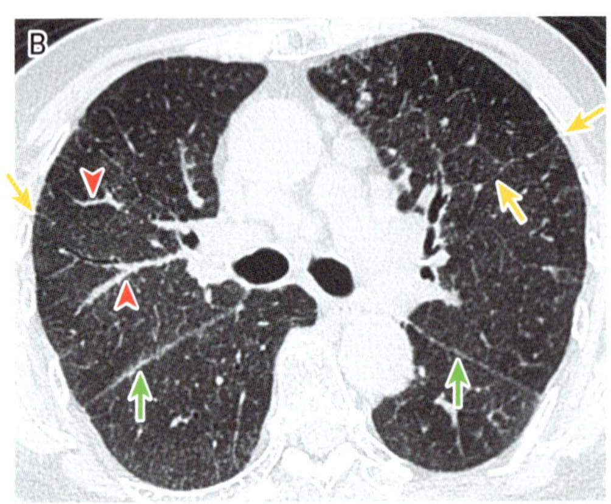

図4 サルコイドーシス

A：単純X線写真正面像．脊柱側弯症および亀背のため両肺が小さくみえる．両肺，上肺野優位に淡い粒状影，網状影を認め，下肺野優位に線状影，網状影を認める．左下肺野外側の胸膜に垂直に走行する線状影（➡，Kerley B線）を認め，間質性パターンと思われる．軽度の両側肺門腫大（➡）も疑われる．

B：CT．両肺びまん性に粒状影，すりガラス影を認め，末梢優位に不整な小葉間隔壁肥厚（➡）を認める．粒状影は小葉間隔壁（➡），葉間胸膜（➡），肺動静脈（➤）に沿って分布しており，リンパ路に一致した分布と思われる．縦隔条件では両側肺門・縦隔リンパ節腫大を認めた（未提示）．臨床所見とあわせてサルコイドーシスを疑った．

症例5

30歳代女性．リンパ脈管筋腫症．
気胸をくり返して来院．

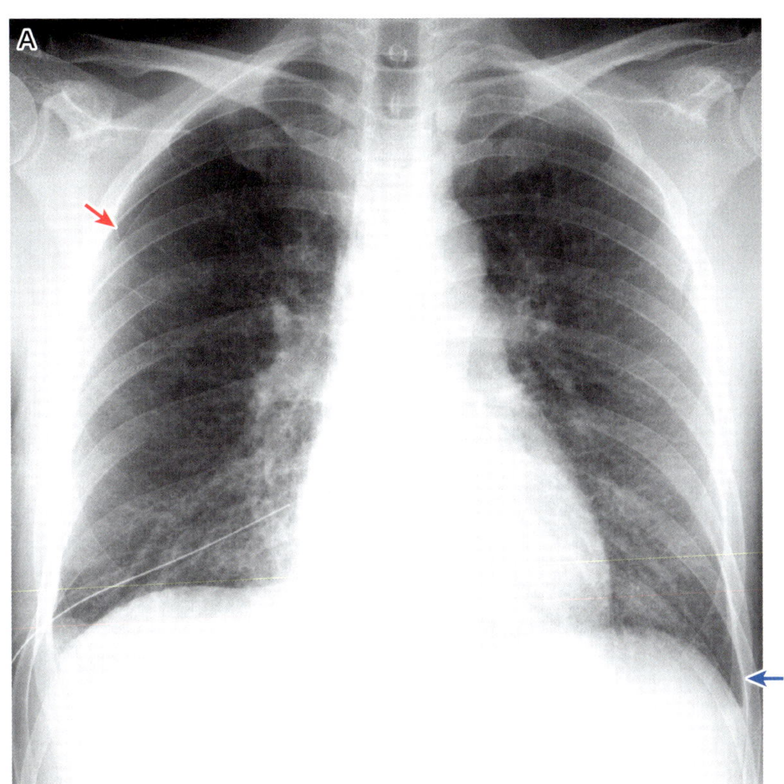

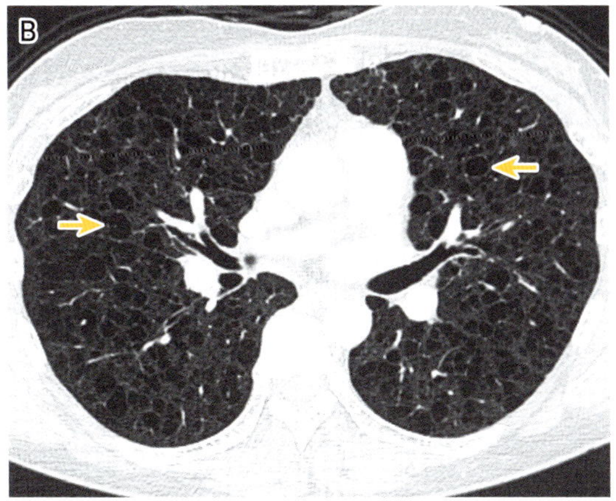

図5 リンパ脈管筋腫症

A：単純X線写真正面像．右胸腔ドレーン留置中であり，右上肺野外側に少量のfree air（→）を認める．両肺びまん性，やや下肺野優位に淡い線状影，網状影を疑う．肺の容積低下は認めず，左心横隔膜角に所見が乏しく（→），間質性肺炎の分布ではない．

B：CT．両肺びまん性に多数の薄壁嚢胞（→）を認める．臨床像と画像所見はリンパ脈管筋腫症として典型的であり，胸腔鏡下肺生検で確認された．

4) 臨床情報

臨床情報は，画像診断において非常に重要です．経過が急性か慢性かで，鑑別診断が異なります．急性の経過では感染症や肺水腫の頻度が高く，特に肺水腫では，治療によってすみやかに陰影が消失するのが特徴的です（**図1C**）．喫煙歴，粉塵や抗原の曝露，悪性腫瘍の既往，薬剤使用歴，聴診所見，血液検査所見などの情報も鑑別に重要です．患者さんの臨床情報をきちんと把握し，画像検査のオーダーに記載しましょう．主治医と放射線科医が，臨床情報と画像所見の情報を共有することが大切です．

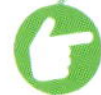

コンサルトする前に

患者さんの臨床情報を把握して，放射線科医に伝えよう．

おわりに

CTが普及した近年では，安易にCTを撮影する機会が増えています．臨床情報と単純X線写真をあわせて診断することによって，CTを避けられる症例もあります．単純X線写真の読影力の向上に近道はありません．1症例1症例を丁寧に読影し，多くの症例を経験することが大切です．単純X線写真とCTを撮影している症例では，CTから単純X線写真に振り返ってみると，単純X線写真の所見の成り立ちが理解しやすいと思います．

引用文献

1）「胸部X線写真の読み方 第2版」（大場 覚/著），中外医学社，2001

参考文献・もっと学びたい人のために

1）「Chest Roentgenology」（Felson B），W.B. Saunders, 1973
2）「The Lung：Radiologic-Pathologic Correlations 2nd ed.」（Heitzman ER），C.V. Mosby, 1984
3）「画像診断臨時増刊号 Vol.27 胸部単純X線診断をきわめる」（酒井文和/編著），学研メディカル秀潤社，2007

Profile

中園貴彦（Takahiko Nakazono）
佐賀大学医学部放射線部　准教授
1995年佐賀医科大学医学部卒業，同大学放射線科入局．専門は胸部画像診断．
佐賀大学医学部放射線科では，単純X線写真や超音波を含めた画像診断のトレーニングができ，診断能力の高い画像診断医の育成に力を入れています．画像診断に興味がある研修医の先生は，ぜひご連絡ください．

びまん性粒状影のみかた

田中伸幸，國弘佳枝

①粒状影の診断には，大きさ，辺縁の性状，分布の把握が重要である
②まずは，粒状影を見落とさないこと，正常血管の正接像と間違えないことが重要である
③粒状影の辺縁がぼけている場合は肺胞性粒状影で，辺縁が明瞭な場合は間質性粒状影と考えられる
④上（中）肺野優位の分布を呈する疾患として，珪肺症，サルコイドーシス，ランゲルハンス細胞組織球症，粟粒結核，過敏性肺臓炎があげられ，下肺野優位の分布を呈する疾患として，びまん性汎細気管支炎，びまん性肺転移があげられる
⑤疾患はそれぞれリンパ節腫大，肺容積，空洞合併，辺縁の性状などの副所見に特徴があり，それらと合わせることにより，鑑別診断が可能となる

はじめに

胸部単純X線写真の異常所見のなかでも，びまん性粒状影は異常所見としての検出や血管などの正常構造との鑑別が難しい所見であり，慎重な読影が要求されます．鑑別疾患も比較的多く，見逃してはならない病態もあります．最初に粒状影の定義について簡単に述べて，その後で代表的な疾患について説明します．

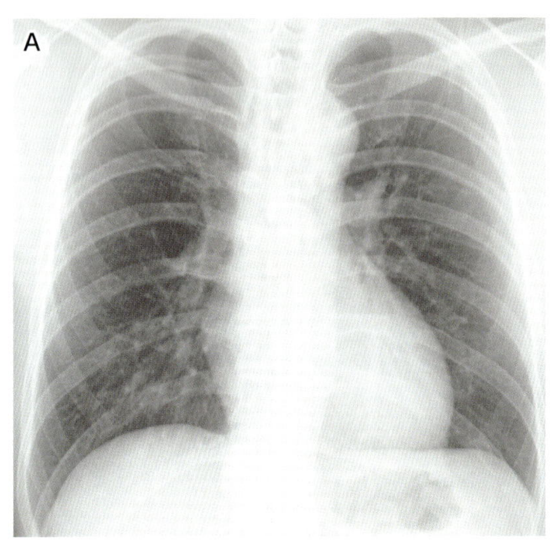

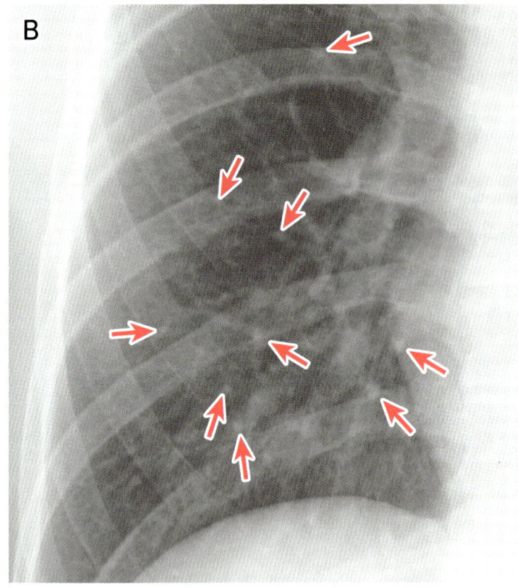

図1 正常肺血管の正接像
A：胸部単純X線写真，B：Aの拡大像．右下肺に境界明瞭な濃い“粒状影”が多発しているが（→），いずれも血管に重なってみられる．やや濃い粒状影であり，血管影に重ならない粒状影は認識できないため，正常肺血管の正接像（“輪切り像”）である．

1 粒状影の種類と定義

粒状影は胸部単純X線写真（以下，単純写真）上，1.5 mm未満を**微細粒状影**（塵肺pに相当），1.5～3.0 mmを**小粒状影**（塵肺qに相当），3～10 mmを**粗大粒状影**（塵肺rに相当）と定義するのが一般的です．また，**すりガラス陰影**において，注意深く読影すると微細粒状影がみえる場合があります．これは微細顆粒状陰影と称され，過敏性肺臓炎などの疾患で時にみられる所見です．

実際の臨床の場では，本当に粒状影が存在するかどうかが問題となることも多く，正常肺血管の正接像（輪切り像）が粒状影にみえることがあり（図1），それらを粒状影と認識しないことが大切です．また，間質性肺炎などでみられる**線状・網状影**，**蜂窩肺**が粒状影として認識されることもあるため（図2），注意深い観察が必要となります．

ここがピットフォール

肺血管の正接像による粒状影は，必ず血管に重なっており，また，正接像であるためやや濃いことが多い．

2 疾患とその鑑別のポイント

粒状影は**肺胞性粒状影**と**間質性粒状影**とに分類されます．前者はairspace noduleと称され，辺縁が不明瞭で，隣接する粒状影と融合傾向を示すことがあります[1]．細気管支炎でみられる粒状影がその典型です．それに対して，後者はinterstitial noduleと称され，

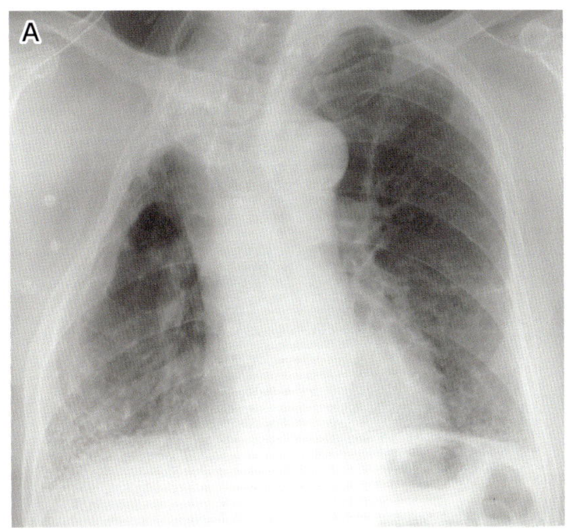

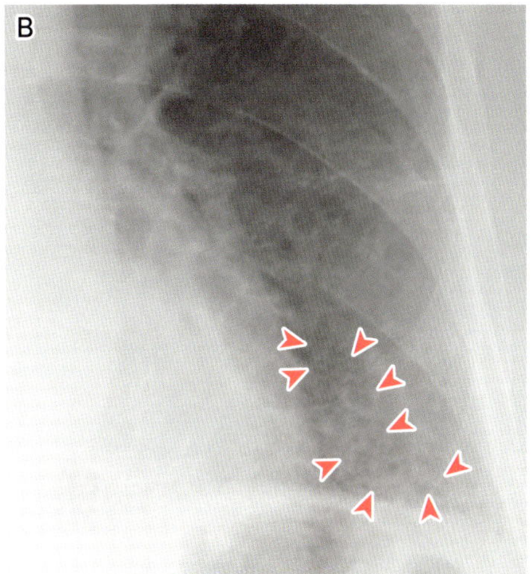

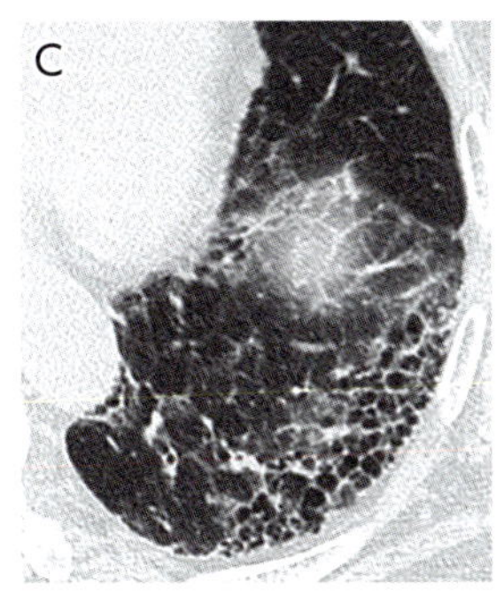

図2 間質性肺炎における粒状影

A：胸部単純X線写真，B：Aの拡大像．両側下肺野に網状影があり，粒状影が強調されて認識できる（➤）．

C：HRCT画像．粒状影は存在せず，蜂窩肺の壁の重なりが粒状影として認識されたものと考えられる．間質性肺炎の胸部単純X線写真では，reticulo-nodular shadowと表現されることがある．

境界が明瞭で融合傾向は示しません．珪肺やサルコイドーシス，びまん性肺転移などでみられます[1]．

ここがポイント

肺胞性粒状影は炎症性病変であることが多く，炎症性滲出物が気道やKohn孔，Lambert管を介して広がるため辺縁がぼけて，融合傾向を示す．一方，間質性粒状影は結合織により境界されることが多く，空気とのコントラストが明瞭であるため，境界も明瞭となる．

びまん性粒状影を呈する疾患は比較的限られており，**珪肺症**，**サルコイドーシス**，**びまん性汎細気管支炎**（diffuse panbronchiolitis：DPB），びまん性誤嚥性細気管支炎（diffuse aspiration bronchiolitis：DAB），**粟粒結核**，**ランゲルハンス細胞組織球症**（Langerhans cell histiocytosis：LCH），**びまん性肺転移**などが鑑別にあげられます．肺胞微石症も微細粒状影を呈しますが，きわめて稀な疾患です．水痘肺炎も同様の所見を呈しますが，同じく稀な疾患です．**過敏性肺臓炎**は基本的にはびまん性すりガラス陰影を呈しますが，時に微細顆粒状陰影が認識できる場合があります（後述）．

これらの疾患を鑑別する際には，粒状影の分布を把握する必要があります．上（中）肺野優位の分布を呈する疾患として，珪肺症，サルコイドーシス，粟粒結核，LCH，過敏性肺臓炎があげられ，DPBやびまん性肺転移は下肺野優位の分布を呈します．

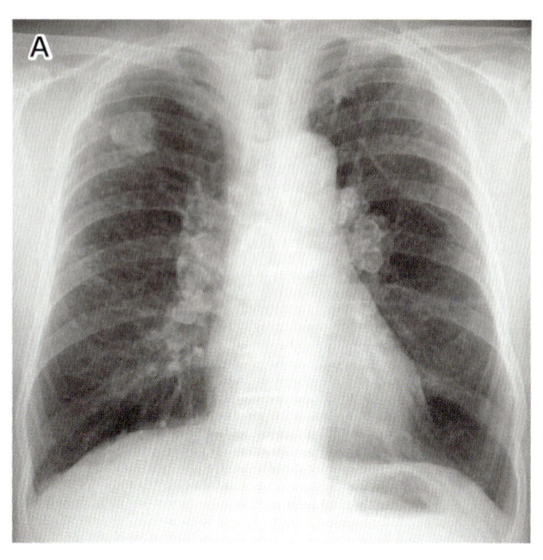

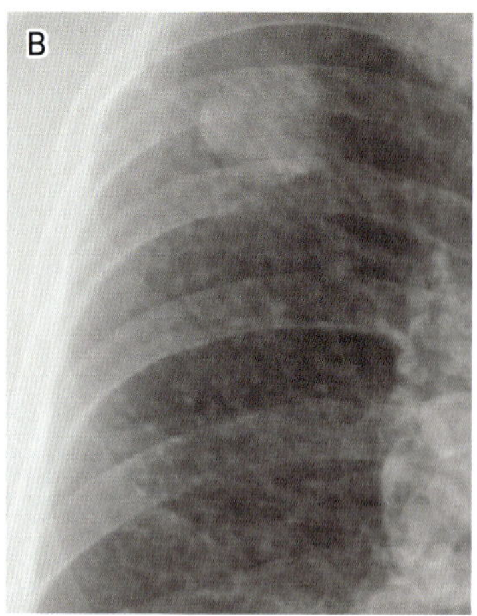

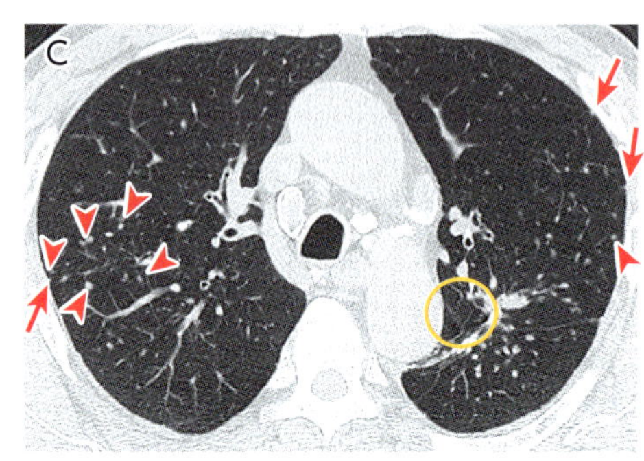

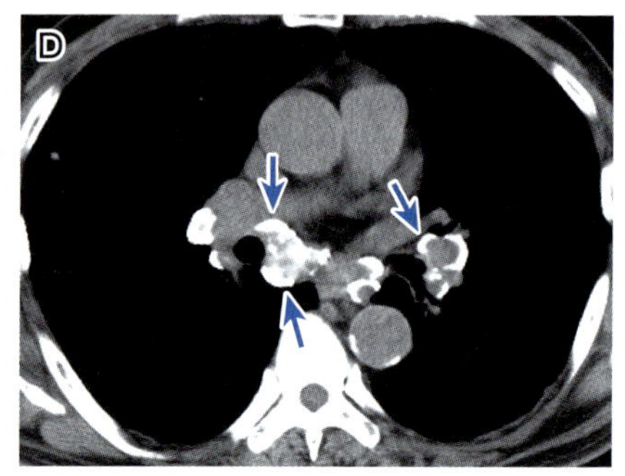

図3 珪肺症における粒状影

A：胸部単純X線写真，B：Aの拡大像．両側上中肺野主体に比較的境界明瞭で濃い粒状影がみられる（特にBの右中肺野）．右上肺には大陰影もみられ，縦隔リンパ節には辺縁を縁取るような石灰化（卵殻状石灰化）が明らかである．

C：HRCT画像．両肺に小葉中心部（➤）および胸膜上（→）に比較的境界明瞭な粒状影がみられる．左上葉の葉間胸膜の腹側には粒状影が集簇し，線状影や収縮所見を伴った粒状影がみられ，大陰影の形成過程の所見である．周囲に気腫性変化を伴っている（○）．

D：CT縦隔条件．リンパ節の卵殻状の石灰化（→）が描出されている．

3 粒状影を呈する代表的な疾患と特徴

1) 珪肺症（silicosis）

珪肺症は遊離珪酸や珪酸塩の職業性曝露により発症します．後者を主体とする場合にはMDP（mixed dust pneumoconiosis）とされますが，臨床的にはsilicosisと同一です[2]．

単純写真では，上肺野主体に境界明瞭な小粒状影が認められます．1.5 mm未満（p型）の粒状影は単純写真上，同定が困難なことがありますが，q型，r型（1.5～10 mm）になると，明瞭な粒状影として認識できるようになります．粒状影の分布は上肺野優位で，粒状影には融合傾向があり，融合の際，線維化を伴うので，周囲に気腫性変化を伴います（図3A，B）[2]．したがって，上肺野に気腫性変化，および気腫性嚢胞を伴います．粒状影が融合し，1 cm以上になると，病理学的にはPMF（progressive massive fibrosis）といわれ，単純写真上では**大陰影**と呼ばれます[2]．肺門・縦隔リンパ節の**卵殻状の石灰化**も特徴

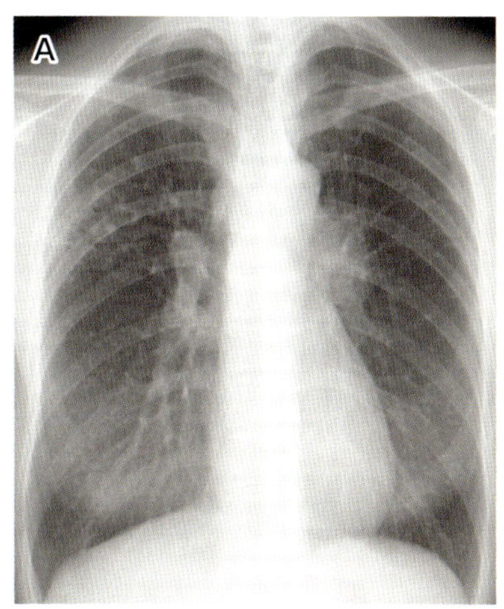

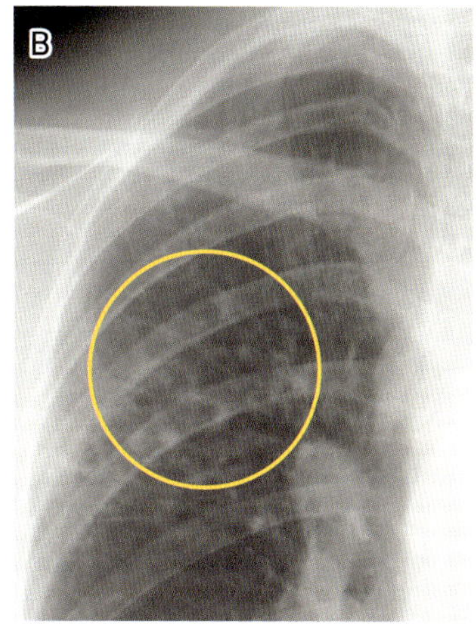

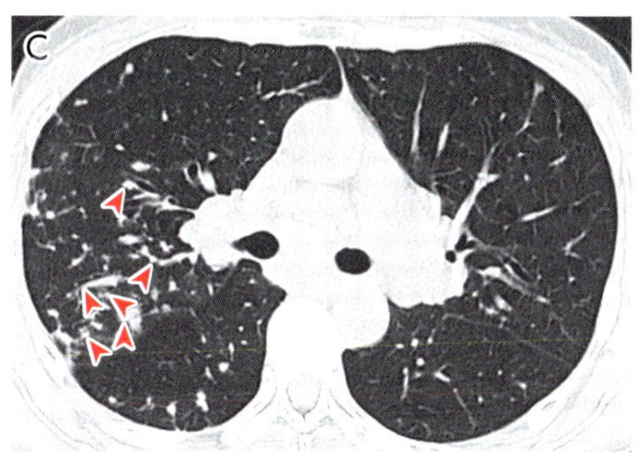

図4 サルコイドーシスにおける粒状影

A：胸部単純X線写真，B：Aの拡大像．両側上肺野に大きさの不揃いなやや濃い粒状影がみられるが，特に右肺に多く存在し（○），区域によって差がみられる（clustered distribution）．

C：HRCT画像．粒状影は右上葉に多く存在し（clustered distribution），気管支肺動脈束に接したものもあり，リンパ路に沿った分布が示唆される（➤）．

的な所見です．高分解能CT（high-resolution CT：HRCT）上，小葉中心部に濃く，明瞭な粒状影がみられます（図3C，D）[2, 3]．

ここがピットフォール

珪肺粒状影は融合傾向を有するが，通常の肺胞性粒状影のように滲出物の広がりによる融合ではなく，線維化や収縮性変化により粒状影が近接して融合する．したがって，周囲に線維化による線状影，索状影，気腫性変化を伴うのが特徴である．

2）サルコイドーシス（sarcoidosis）

原因不明の全身性肉芽腫性疾患で，病理組織像において非乾酪壊死性類上皮細胞性肉芽腫の存在が特徴的です．単純写真上，両側肺門および縦隔リンパ節腫大，上肺野優位の粒状影，斑状影がみられ（図4A，B），進行すると，上肺野主体の肺野の縮小を伴う線維化性病変がみられます[4, 5]．粒状影などの肺野病変は時に，部位によって密集度に強弱がみられることがあります（図4A）．その点で珪肺症とは異なり，粒状影も珪肺症ほど明瞭ではありません．部位によって粒状影が密集して存在する分布（clustered distribution）を呈する場合，リンパ路に沿った分布であることがあり，後で示すような，血行性分布との違いを示唆する所見と考えられます[6]．HRCT上，粒状影は**気管支肺動脈束**（bronchovascular bundle：BVB）に沿った分布を示し，BVBも不整に腫大することがあります（図4C）．単

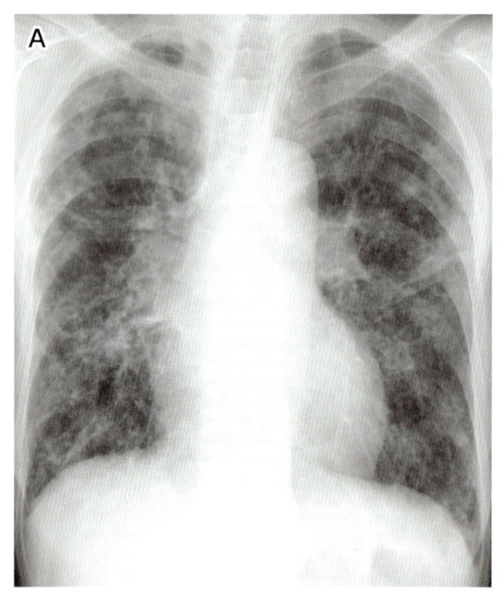

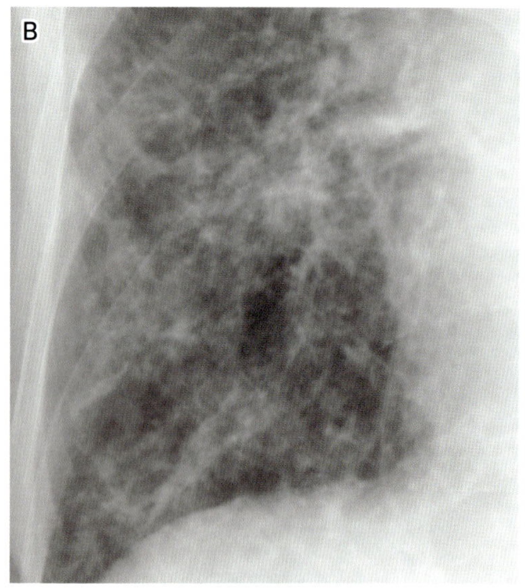

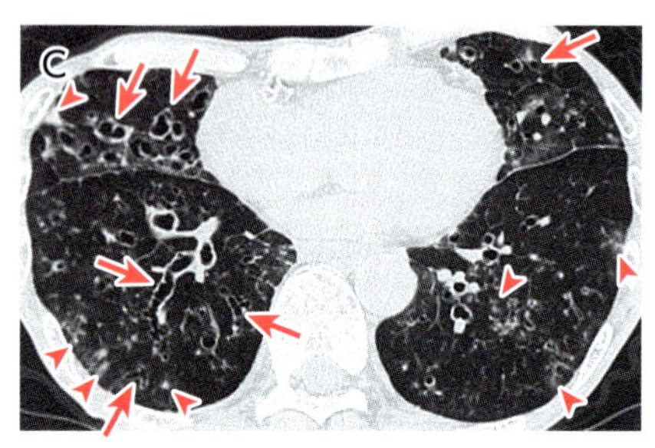

図5 びまん性汎細気管支炎における粒状影

A：胸部単純X線写真．B：Aの拡大像．両肺の下肺野優位にびまん性に粒状影がみられる．粒状影の辺縁はややぼけており，一部，融合傾向もみられ，airspace noduleといえる所見である．横隔膜の低下もみられ，やや過膨張所見を示す．

C：HRCT画像．小葉中心性の粒状影があり，辺縁がぼけたものが多くみられる（➤）．気管支拡張所見も著明である（➡）．

純写真ではBVBの不整な腫大は肺動脈の腫大，顕在化として捉えられます．斑状影およびその周囲に粒状影が散布された所見を呈することがあり，sarcoid galaxy signと呼ばれます[7]．

3) びまん性汎細気管支炎（diffuse panbronchiolitis：DPB）

呼吸細気管支領域にリンパ球や形質細胞の浸潤，気管支壁肥厚，内腔の狭窄がみられ，これが進行すると中枢側の気管支拡張を呈します．高率に慢性副鼻腔炎の合併がみられ，いわゆる，副鼻腔気管支症候群に含まれる疾患です．単純写真では，下肺野優位の粒状影がみられ，気管支壁肥厚が認識できる場合もあります（図5A，B）[8]．またAir trappingを反映して，過膨張所見もみられることがあります（図5A）．HRCTでは，粒状影は小葉中心部にみられて辺縁がやや不明瞭で，いわゆるairspace noduleの所見を呈し，進行すると中枢側の気管支壁肥厚，拡張所見が出現します（図5C）[8]．

4) 粟粒結核（miliary tuberculosis）

血行性に全身に播種した，2臓器以上に病変を有する結核で，**一次結核**から引き続いて生じることが多いとされています．単純写真では，通常は比較的鮮明な小粒状影の散布像

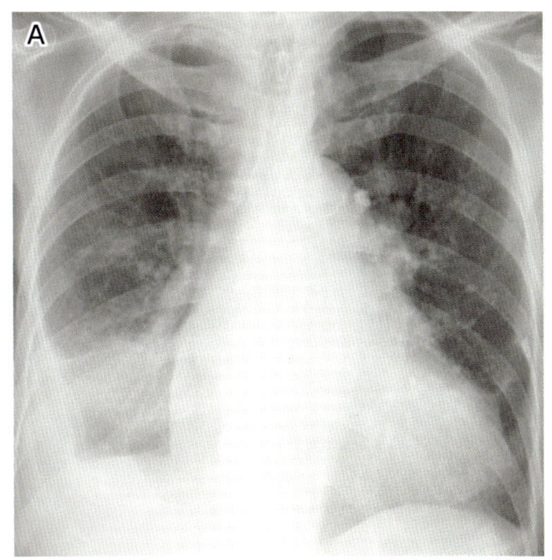

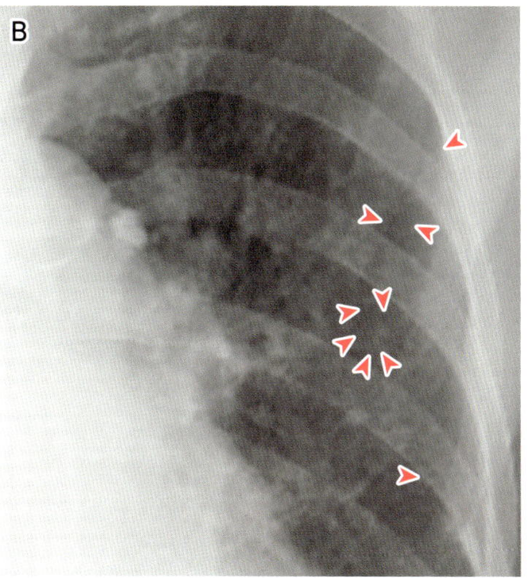

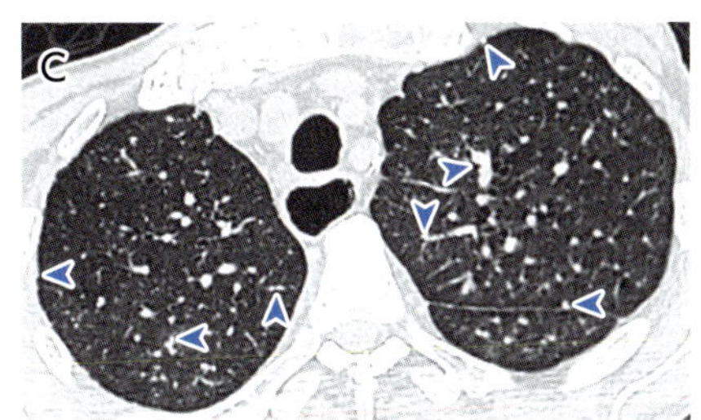

図6 粟粒結核における粒状影

A：胸部単純X線写真，B：Aの拡大像．両肺びまん性に粒状影がみられるが，上肺野優位である．粒状影の認識はやや困難であり，拡大像により，かろうじて認識可能である（➤）．細顆粒状とも捉えられる所見で，注意しないと見逃してしまう所見である．左右対称性で，著しく密集した部位はみられない．

C：HRCT画像．両側上肺野主体にびまん性粒状影がみられ，胸膜，葉間胸膜および比較的中枢側の血管に重積したものがある，いわゆるランダム分布の粒状影である（➤）．両肺に均等に分布している点が，サルコイドーシスなどのリンパ路に沿った粒状影との相違点と考えられる．

がみられます．しかし，病初期，あるいは免疫能低下患者の場合，肉芽腫形成に乏しいことがあり，単純写真では粒状影が認識できないことも稀ではないので，注意深い観察が必要です（図6A，B）．HRCTでは，微細〜小粒状が小葉内にランダムに均等に分布し，胸膜，葉間胸膜，中枢側の血管，気管支に接したものがあるのが特徴です（図6C）[9]．

5) びまん性肺転移（diffuse lung metastasis）

転移性肺腫瘍の多くは肺動脈を介して血行性に広がります．比較的細い肺動脈や毛細血管に転移が生じ，単純写真では両肺びまん性に境界明瞭な粒状影が主として下肺野優位に分布します（図7A，B）．HRCTでは粟粒結核と同様にランダムに分布する粒状影を呈しますが，下肺野優位の分布を呈する点が粟粒結核と異なります（図7C）．下肺野優位の分布は，CTよりもむしろ，単純写真の方がわかりやすいことがありますので，単純写真の読影をおろそかにしてはいけません．間質性粒状影が大部分であり，境界が明瞭で円形であることが多いようです．単純写真にて数mm大のびまん性小粒状影を呈する疾患として，甲状腺癌，肺癌，腎癌，悪性黒色腫，絨毛癌が有名です．

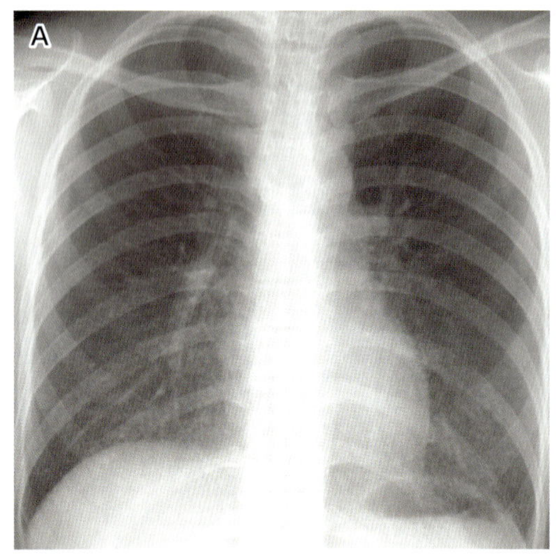

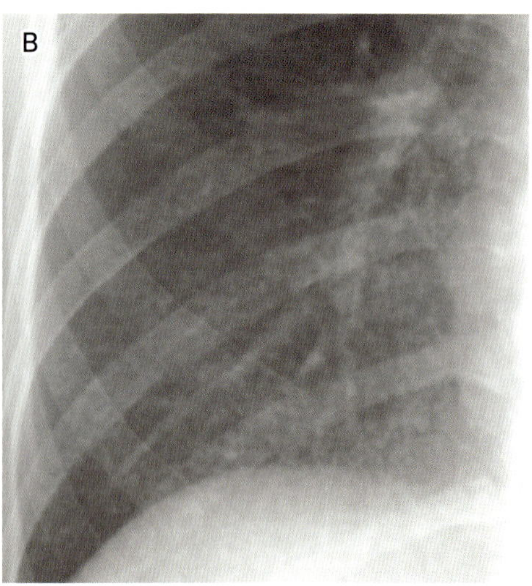

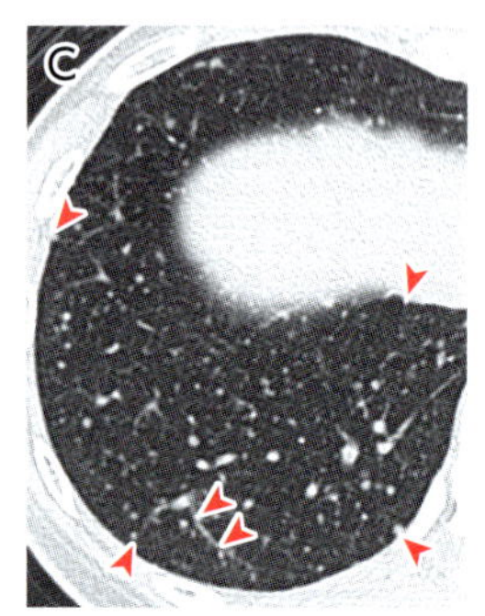

図7 びまん性肺転移における粒状影
A：胸部単純X線写真，B：Aの拡大像．両肺野に微小粒状影がみられる．下肺野優位だが，下肺野では比較的均等に分布している．
C：HRCT画像．粒状影は均等に分布し，胸膜や肺血管に接したものがあり，いわゆるランダムな分布を呈している（➤）．

ここがポイント

びまん性肺転移，粟粒結核ともに，血行性散布を呈する疾患で，HRCT上はランダム分布を呈する疾患であるが，分布に違いがある．びまん性肺転移では，肺動脈血流の多い下肺野優位の分布を呈するのに対し，粟粒結核では結核菌が酸素分圧の高い領域を好む性質が強調されて，やや上肺野優位の場合が多いようである．HRCTでは，割と頭尾側方向の分布を見逃してしまうことがあるが，単純写真では，一見して頭尾側方向（上下方向）の分布を捉えやすいという利点がある．

6) ランゲルハンス細胞組織球症（Langerhans cell histiocytosis：LCH）

終末，呼吸細気管支領域に気道壁の破壊を伴うランゲルハンス細胞の集簇，浸潤，肉芽腫形成がみられ，初期には粒状影ですが，進行するにつれ，空洞性病変，嚢胞性病変，気腫性病変を形成します．喫煙との関連が示唆されており，禁煙にて改善する症例も多くみられます．単純写真では，上肺野優位の嚢胞，空洞性病変，気腫性変化がみられ（図8A, B），HRCTでは，小葉中心部に充実性病変や空洞性病変が混在するのが特徴的で，進行すると気腫性変化が生じます（図8C）[10]．

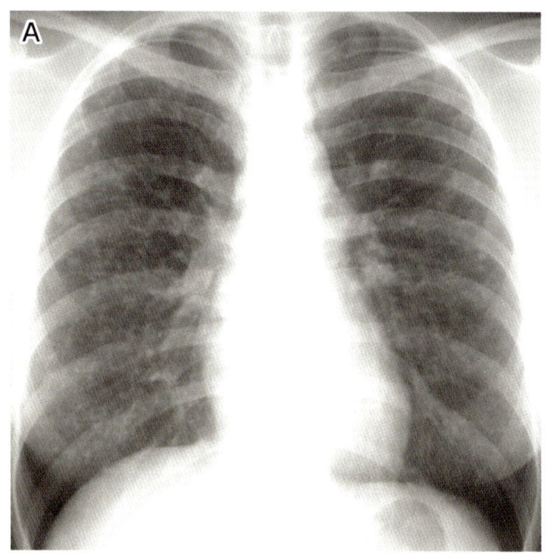

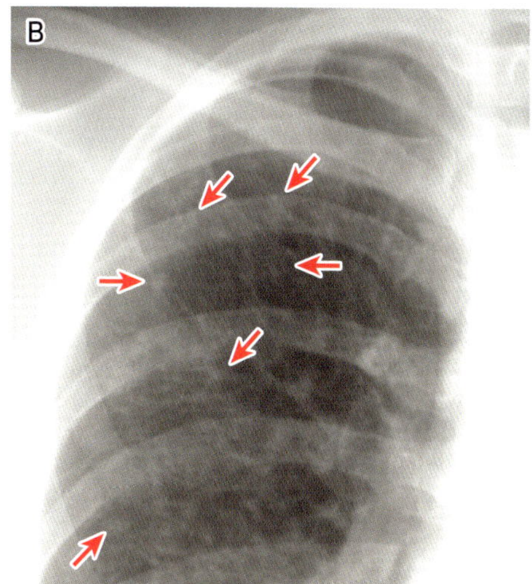

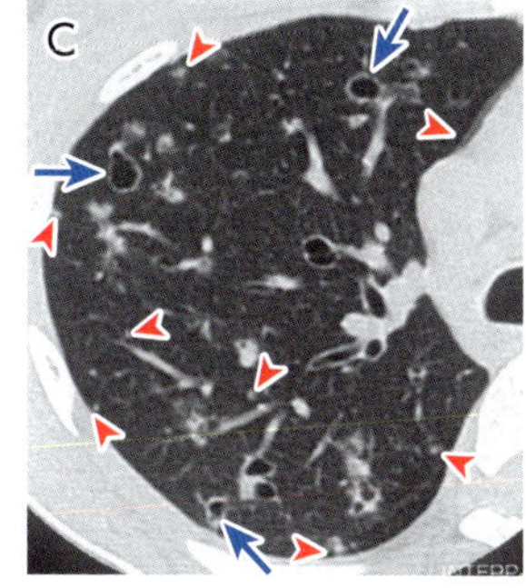

図8 ランゲルハンス細胞組織球症における粒状影

A：胸部単純X線写真，B：Aの拡大像．両側上肺野主体に粒状影（赤矢印）がみられる．辺縁のぼけた粒状影も多くみられる．

C：HRCT画像．胸膜などの小葉辺縁構造から数ミリの距離を有する粒状影が多く，おおむね，小葉中心性分布を呈している（赤矢頭）．所々で薄壁空洞性病変がみられ（青矢印），本病変の特徴的な所見である．

7) 肺胞微石症（pulmonary alveolar microlithiasis：PAM）

日本で最多の遺伝性肺疾患ですが，きわめて稀な疾患です．単純写真では両肺の中下肺野優位に明瞭な微細粒状影がみられます．HRCT上，これらは強い石灰化を有し，小葉間隔壁や胸膜，BVB周囲に多く分布する特徴があります．

8) 過敏性肺臓炎（hypersensitivity pneumonitis）

抗原性を有する物質を吸入することにより，肺にⅢ，Ⅳ型の過敏性免疫反応が生じる疾患です．日本では，**トリコスポロン**（*Tricosporon asahii*）吸入による夏型過敏性肺臓炎が最多です．HRCT上では数mm大のGGA（ground-glass attenuation）結節が小葉中心性分布をとり，全肺，特に中下肺野優位に分布し，背景にびまん性のGGAを伴うこともあります（図9C）[11, 12]．単純写真上は前後のGGA結節の重積により均一なすりガラス陰影を呈することが多いですが，稀に細顆粒状の淡い粒状影が認識できることもあります（図9A，B）[12]．

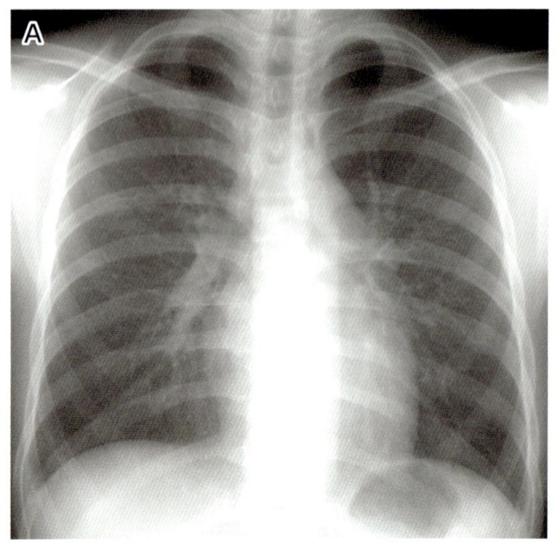
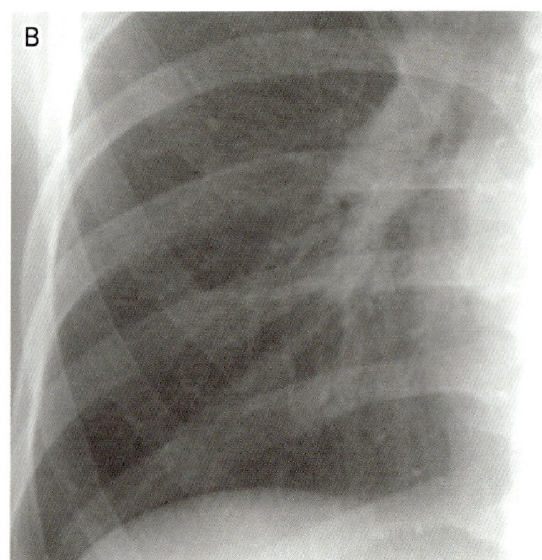
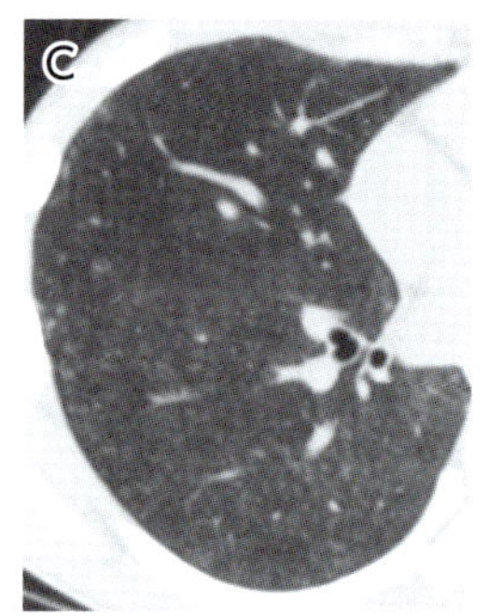

図9 過敏性肺臓炎における微細顆粒状陰影

A：胸部単純X線写真，B：Aの拡大像．両側中下肺野主体に血管影の不明瞭化を伴ったびまん性すりガラス陰影がみられる．拡大像でみると，微細顆粒状陰影がかろうじて認識できる程度で，粒状影の認識は非常に困難である．

C：HRCT画像．小葉辺縁構造から少し距離をおいてすりガラス様のぼけた粒状影がみられる．すりガラス様の微小粒状影が重積しているため，単純写真では粒状影の認識は非常に困難で，ほとんどすりガラス影としか認識できない．

おわりに

胸部単純X線写真にて粒状影を呈する疾患について解説しました．確かに，HRCTは粒状影の水平断面での分布がわかりやすく，特異的診断への近道であるためHRCTに頼りがちですが，今回示した疾患には症状を呈しにくいものもあり，その場合，単純写真で見落とすと重大な事態を招くことがあります．頭尾側方向での分布や肺容積の把握など，単純写真の方がわかりやすいこともあるため，単純写真に習熟する必要があります．今回述べたことが若手医師に役立つことを祈念します．

引用文献

1）Groskin S：Pattern recognition in pulmonary radiology.「Heitzman's The Lung: Radiologic pathologic correlations」（Groskin S, ed），St. Louis, pp70-105, Mosby, 1993

2）荒川浩明：塵肺症① 珪肺症，mixed dust pneumoconiosis（MDP）．画像診断，23：10-19，2003

3）荒川浩明：Ⅶ．びまん性肺疾患．11．職業性疾患．a．珪肺 silicosis．「胸部のCT 第3版」（村田喜代史，他／編），pp534-537，メディカル・サイエンス・インターナショナル，2011

4）Prabhakar HB, et al：Imaging features of sarcoidosis on MDCT, FDG PET, and PET/CT. AJR Am J Roentgenol, 190：S1-S6, 2008

5) Park HJ, et al：Typical and atypical manifestations of intrathoracic sarcoidosis. Korean J Radiol, 10：623-631, 2009

6) Raoof S, et al：Pictorial essay: multinodular disease: a high-resolution CT scan diagnostic algorithm. Chest, 129：805-815, 2006

7) Nakatsu M, et al：Large coalescent parenchymal nodules in pulmonary sarcoidosis: "sarcoid galaxy" sign. AJR Am J Roentgenol, 178：1389-1393, 2002

8) Akira M, et al：Diffuse panbronchiolitis: evaluation with high-resolution CT. Radiology, 168：433-438, 1988

9) Hong SH, et al：High resolution CT findings of miliary tuberculosis. J Comput Assist Tomogr, 22：220-224, 1998

10) Abbott GF, et al：From the archives of the AFIP: pulmonary Langerhans cell histiocytosis. Radiographics, 24：821-841, 2004

11) Patel RA, et al：Hypersensitivity pneumonitis: patterns on high-resolution CT. J Comput Assist Tomogr, 24：965-970, 2000

12) Matar LD, et al：Hypersensitivity pneumonitis. AJR Am J Roentgenol, 174：1061-1066, 2000

参考文献・もっと学びたい人のために

1)「胸部写真の読み方と楽しみ方」(佐藤雅史/著), 学研メディカル秀潤社, 2003

Profile

田中伸幸 (Nobuyuki Tanaka)

国立病院機構山口宇部医療センター 放射線科

胸部画像診断は難しく，志望する研修医が少ない傾向にありますが，いったん，深く勉強するとはまってしまいます．非常に奥の深い領域ですので，やりがいも大きく，診断が的中したときには喜びも大きいです．是非，われわれの世界に入ってきてください．お待ちしています．

國弘佳枝 (Yoshie Kunihiro)

国立病院機構山口宇部医療センター 放射線科

無気肺のみかた

室田真希子，佐藤　功

①葉間線の偏位と有名なサインは押さえておこう
②既存構造の辺縁の確認を普段からするべき
③既存構造の辺縁が消失することをシルエットサイン陽性という

はじめに

胸部X線写真における無気肺の読影は学生時代に必ず習う事項で，そのシェーマや有名なサインも頭に浮かぶことと思います．しかし，「これはどこの無気肺ですか？」という“テスト”の質問は答えられても，実臨床で胸部X線写真を読影していて無気肺に気づけなかった方もいるのではないでしょうか？ 本稿では忙殺される日常臨床で無気肺に気づき，診断できるようになるためのエッセンスについて解説したいと思います．

1 葉間線の偏位

正常の胸部X線写真の正面像で葉間線を認める場合は，右の中肺野の小葉間裂（minor fissure，上中葉間線）です．**右上葉無気肺では右上葉の容量が低下していくにしたがい，小葉間裂は挙上**し外側の方がより縦隔側へと近づいていきます（図1）．通常の右上葉無気肺の場合は，虚脱した肺葉の透過性が低下し，白く認められるため異常影の検出にはあまり困らないと思いますが，高度の無気肺の場合は気づくのが難しくなります．これは右上葉に限らず，どの肺葉でも同様で無気肺が高度になると読影が困難となります[1]．この攻略のためには後述のポイントなども含め読影する必要があります．

正常の側面像では大葉間裂（major fissure，上下葉間線）が認められます．この大葉間裂

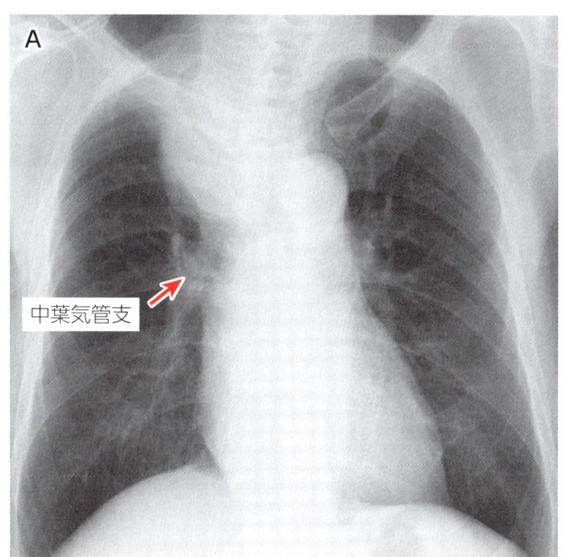

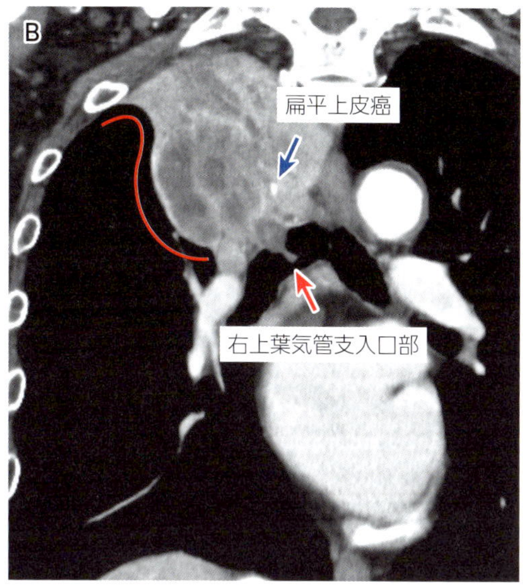

図1 右上葉無気肺　Golden S sign（reversed Golden S sign）
右上葉気管支入口部から右肺門に扁平上皮癌による腫瘤があり，末梢の右上葉は無気肺となっている．右上葉は腫瘤の影響で“逆S字”となっている．

の偏位に関しては，特に左上葉無気肺と左下葉無気肺を読影するうえで大切になります．詳しくは後の項目で解説しますので，ここではまず無気肺になると無気肺になった肺葉の容量低下だけではなく，他の肺葉が代償性に膨張することにより小葉間裂や大葉間裂が偏位する[2]ことを知っておいてください．

2 有名なサイン

症例1：肺門部扁平上皮癌による右上葉無気肺（図1）

70歳代男性．

胸部X線写真で小葉間裂は挙上し右上葉の無気肺を認め，肺門部は腫瘤状に膨隆し“Golden S sign（reversed Golden S sign）”を呈している．CTで肺門部に腫瘤を認め，末梢が無気肺となっている様子がわかりやすい．

皆さんも学生のときに勉強した記憶があるのではないでしょうか？無気肺では“Golden S sign（reversed Golden S sign）”（図1）が有名です．これは無気肺の原因が肺門部の肺癌である場合に生じるサインです．右上葉無気肺で認められることが多く[2]，右上葉の場合は逆S字状になる最低限知っておきたいサインです．胸部X線写真に限らず画像のサインは種々にわたりたくさんあります．疾患に高い特異性を示すサインから非特異的なものまでさまざまで，たくさん覚えていることが必ずしも役に立つとはいえませんが，重要なサインは覚えておくと日常臨床でも疾患を思い出すヒントになります．

無気肺でもう1つ覚えておきたいのは“juxtaphrenic peak sign”です（図5A参照）．上葉や中葉，もしくは上中葉の無気肺の場合に，横隔膜にテント様の陰影が認められます．下副葉間裂の顕在化により生じるもので[2]，研修医の先生の所見レポートをみていると，「炎症後変化と思われます」と書いてあり，このテント状～線状の陰影自体には気づきやすいようです．上肺野にある透過性低下域が肺炎ではなく，無気肺を疑う副次的所見として押さえておきたいサインです．また，上葉術後の場合にも認められることがあり，手術の既往を疑う手がかりになります．無気肺の所見は肺葉術後の所見とも似るため，覚えておくとこのような変化にも気がつきやすくなります．

3 既存構造の辺縁

さて，ここで一度読影の“イロハ”に戻ります．胸部X線写真の読影方法に関しては種々の方法が提唱されており，見落としなく読影することができればどの方法でも構いません．しかしどの方法を使うにしろ，**右心縁や左心縁，大動脈弓，下行大動脈，横隔膜などの既存構造の辺縁を確認することは非常に重要**です（図2）．これは毎回必ず行う必要があり，もちろん無気肺の読影にも有用です．

第2ステップは既存構造の辺縁だけではなく，肺血管にも注意を払うことです．肺血管の偏位や間隔が粗になっているかを確認することが読影の大きなヒントになります．これも気づくためには普段から読影していることが肝心です．

また，大前提として前回写真との比較はもちろんのこと，少々面倒に感じるかもしれませんが，少し前や，大分前の写真があればこれらの胸部X線写真と比較するのが異常影に気がつく近道です．

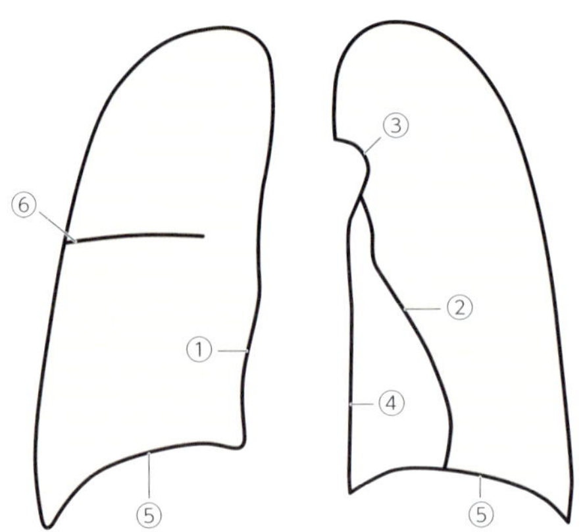

図2 無気肺の診断に有用な確認すべき既存構造の辺縁
① 右心縁，② 左心縁，③ 大動脈弓，④ 下行大動脈，⑤ 横隔膜，⑥ 小葉間裂．
無気肺の診断に有用だが，日常よりこれらの既存構造の辺縁は必ず確認する．

ここがポイント

当たり前ですが前回写真との比較は重要です．胸部X線写真は慣れないと微細な所見に気づきにくいですが，数日前の前回写真だけではなく数カ月や数年前など，かなり以前の写真と比較すると，異常影の検出が容易ということはしばしば経験します．またこれは胸部X線写真に限りませんが，経時的な変化の有無が診断や病態へ迫る大きな手がかりの1つとなり得ます．

4 シルエットサイン

既存構造などの辺縁が消失もしくは不明瞭化することをシルエットサイン陽性といいます．胸部X線写真の異常影の検出では非常に大切な所見であり，無気肺でも同様です．無気肺の場合は上記や図2に示した既存構造の消失の有無に注意を払う必要があります．

症例2：中葉症候群による中葉無気肺（図3）

40歳代女性．

胸部X線写真で右下肺野縦隔側に楔状の透過性が低下した部分が認められ，右心縁とシルエットサイン陽性を示している．中葉はしばしばこのような中葉症候群による無気肺が認められる．

症例3：肺門部扁平上皮癌による左下葉無気肺（図4）

70歳代男性．

胸部X線写真で下行大動脈と左横隔膜のシルエットサイン陽性を呈し，左下葉の無気肺を認める．併せて呈示したCTで虚脱した肺が下行大動脈，左横隔膜と接している様子がわかり，シルエットサイン陽性の成り立ちが理解できる．

まず，比較的日常臨床でみることの多い中葉無気肺と左下葉無気肺からみてみましょう．中葉無気肺では右心縁がシルエットサイン陽性となります（図3）．また右心縁に接して透過性低下域も認められます．左下葉無気肺では下行大動脈と左横隔膜がシルエットサイン陽性となりますが，ほぼ心陰影と重なるため既存構造の辺縁を読影する習慣がないと，異常影に気づかず見逃してしまうため注意が必要です（図4）．右下葉無気肺は基本的には左下葉無気肺と同様です．右心影と一部重なるものの右下肺野縦隔側寄りに透過性低下域がみられます．これは左下葉無気肺の場合に比べ認識しやすく，右横隔膜の辺縁は消失しシルエットサイン陽性となります．右心縁に関しては認められ，シルエットサイン陰性です．しかし右下葉のみの無気肺ではなく右中下葉無気肺となっている場合がしばしばあり，この場合は右心縁も消失しシルエットサイン陽性を呈します．

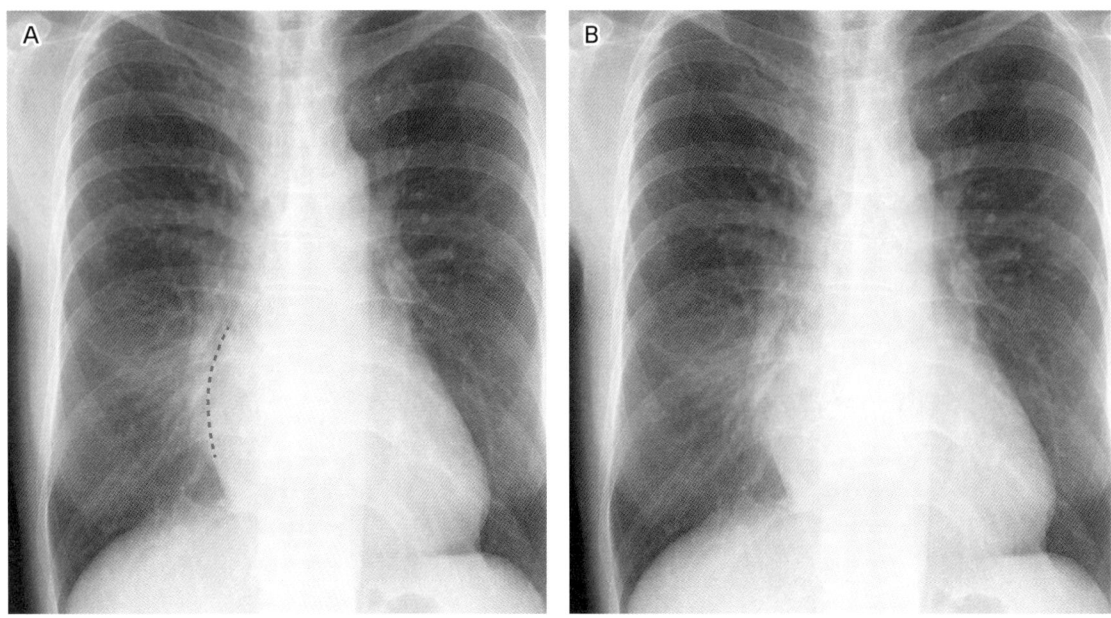

図3 中葉無気肺

無気肺となっている中葉は右心縁とシルエットサイン陽性を呈している．
BはAから---をとった写真．

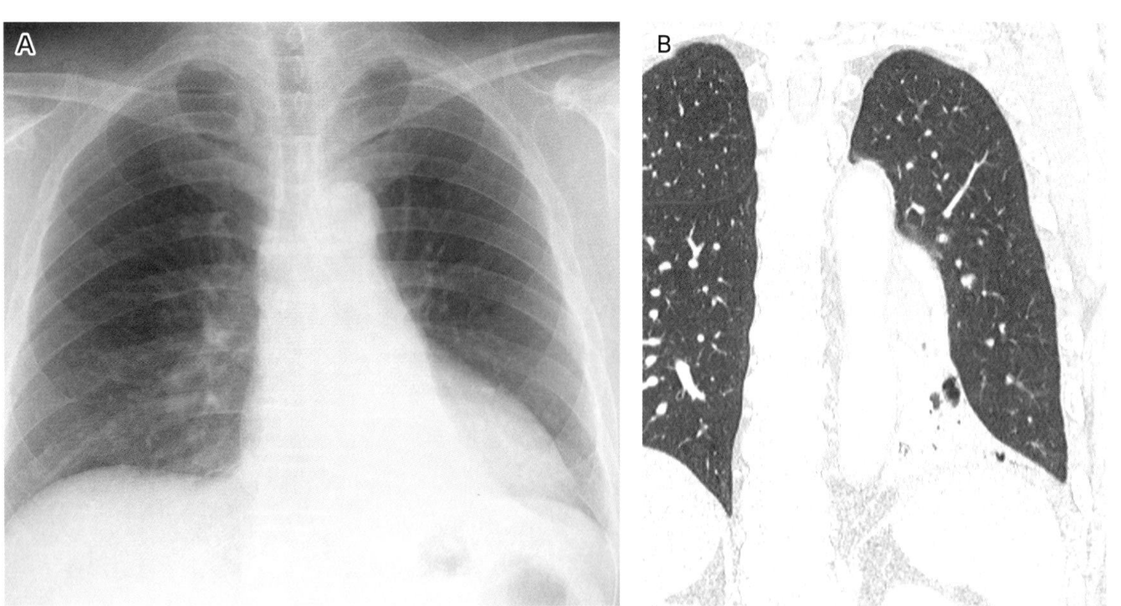

図4 左下葉無気肺

左下葉無気肺により下行大動脈と左横隔膜の辺縁が消失しており，シルエットサイン陽性となっている．また，胸部X線像では含気のある左上葉の血管が粗になっていることにも注目したい．

症例4：肺門部扁平上皮癌による左上葉無気肺（図5）

60歳代男性．

左上葉無気肺の症例で，"juxtaphrenic peak sign"も認められる．また，**症例1，3と同様に無気肺の原因が肺門部扁平上皮癌**である．このように高齢男性の無気肺では，原因が肺癌（特に扁平上皮癌）のことが多いため注意が必要である．

最後に左上葉無気肺です．左上葉無気肺では容量低下の程度で少しシルエットサインの状況が変わってきます．図5は軽度の左上葉無気肺の症例です．正面像では左肺全体が白っぽくみえ，異常があるのは一目瞭然ですが，既存構造の辺縁を観察すると大動脈弓と左心縁がシルエットサイン陽性となっています．下行大動脈に関しては辺縁が確認でき，シルエットサイン陰性です．左上葉無気肺は，側面像や図のシェーマを参照するとわかりやすく，**左上葉の容量低下に伴い前上方に大葉間裂が偏位**していきます（図6）．軽度な無気肺の場合，大葉間裂がまだ大動脈弓や左心縁より前上方に偏位していないため，容量低下した肺葉が大動脈弓や左心縁と接することによってシルエットサイン陽性となります．しかし，縮み，すなわち無気肺が高度になりさらに前上方への偏位が進むと，代償性膨張した含気のある左下葉が大動脈弓や左心縁に接するようになり，これらの辺縁がみえるように

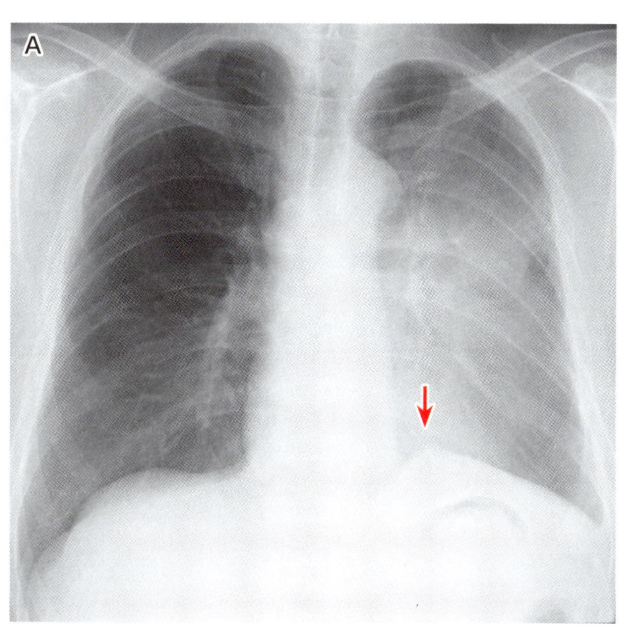

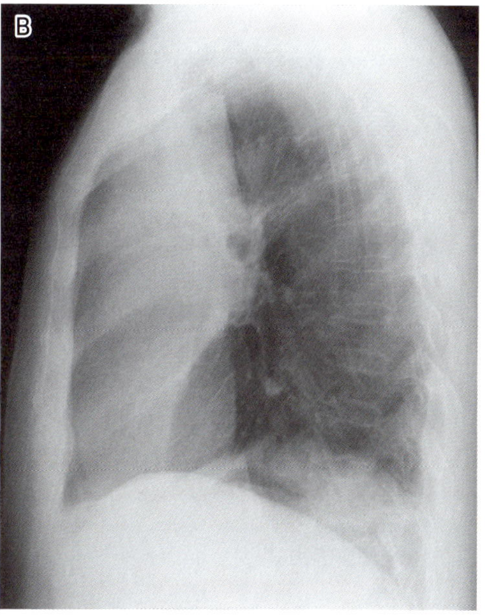

図5 軽度の左上葉無気肺

正面像で左肺全体が透過性低下を呈している．大動脈弓の一部と左心縁はシルエットサイン陽性を呈しているが，下行大動脈の辺縁は確認できる．側面像で，軽度の左上葉無気肺であることがわかる．なお，左横隔膜にテント状の陰影（→）が認められ，"juxtaphrenic peak sign"を呈している．

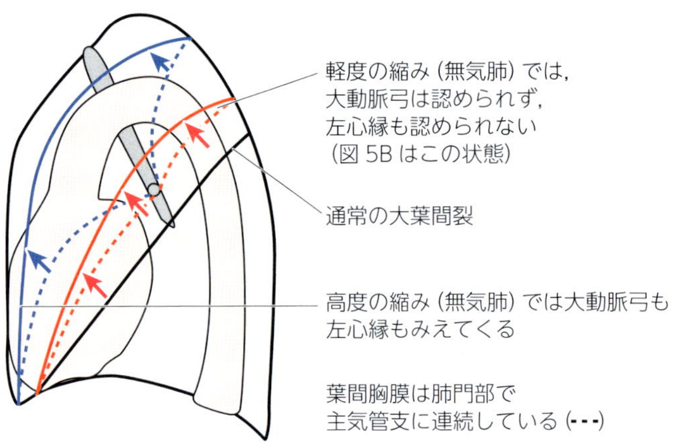

図6 軽度～高度左上葉無気肺のシルエットサインの成り立ち
この側面像での大葉間裂の偏位の状況が，正面像におけるシルエットサイン陽性有無の成り立ちに関与していることを理解したい．

なるためシルエットサイン陰性となります．どちらの場合も下行大動脈の辺縁に関しては左下葉が接しているので確認できます．軽度の無気肺の正面像のみをみた場合，左肺が真っ白なので上・下葉の異常を考えたくなりますが，下行大動脈の辺縁を確認することで左上葉の病変であることがわかります．

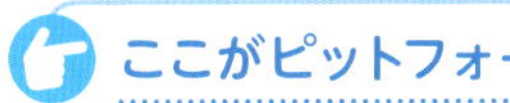
ここがピットフォール

高齢男性の無気肺をみた場合，原因に肺癌（扁平上皮癌）が隠れていることに注意．

おわりに

胸部X線写真での無気肺の読影は，とっつきにくいイメージがあるかもしれません．しかし，他の病変の読影と同様に日々の既存構造の確認と前回画像との比較が診断の基本であり，コツとしてはこれらのシルエットサイン陽性の有無と葉間裂の偏位による見え方を頭に入れておくことです．本稿が皆様の“今日からの診療”に役立つことを願っております．

引用文献

1）林 邦昭：肺野異常影（1）－区域性・非区域性陰影，無気肺－．「新版 胸部単純X線診断―画像の成り立ちと読影の進め方」（林 邦昭，中田 肇/編），pp95-116，学研メディカル秀潤社，2000

2）栗原泰之：無気肺を極めよう．「新 胸部画像診断の勘ドコロ」（高橋雅士/編），pp69-77，メジカルビュー社，2014

参考文献・もっと学びたい人のために

1）Lacey GD, et al：肺葉虚脱.「シェーマでわかる 胸部単純X線写真パーフェクトガイド」（Lacey GD, 他／著, 栗原泰之／訳）, pp52-69, メディカル・サイエンス・インターナショナル, 2012

Profile

室田真希子（Makiko Murota）

香川大学医学部放射線医学講座
放射線科診断専門医

胸部X線写真の読影は本当に奥が深いです．研修医の先生がとっつきにくいイメージなのもよくよくわかりますが，研修に来てくれる先生たちを見ていると理解して訓練すればメキメキと読影力がアップします．私も研修医の先生への指導を通して教えられることが本当に多いです．

佐藤 功（Katashi Satoh）

香川県立保健医療大学

胸部X線写真上の画像に描出されるパターン化を覚えるのではなく，解剖学や，それに基づくCTなど総合的，立体的に構築して考える必要があります．診断確定後には再度胸部X線写真にフィードバックして確認するくり返しの訓練で読影力は向上します．

肺外病変のみかた

原　眞咲

① 背部から腹部の皮膚表面までの三次元構造が胸部単純X線写真では二次元の平面に投影されている
② 肺以外の臓器や組織から生じる正常・異常所見を認識し，除外する必要がある
③ 胸壁，胸膜，縦隔，心大血管病変に留意する必要がある

はじめに

胸部単純X線写真には肺以外の構成要素として，骨軟部，胸膜，心臓，縦隔が含まれます．骨軟部は支持組織として胸郭と同義であり，皮膚，脂肪，筋肉，脈管（血管＋リンパ管），神経，リンパ節，骨，軟骨，その他結合組織の異常についての評価が必要です[1, 2]．胸膜は，最低4枚が投影されます．胸膜折り返し部分の多い肺底部では8枚が重なって投影され，さらに葉間では2枚が加算されます．数多くの胸膜が投影されていることを念頭においてください[1, 2]．心臓縦隔病変あるいはそこに重なる肺病変を検出するためには，心右縁（上大静脈，右房），心左縁（大動脈弓，肺動脈管，左心耳，左室）および代表的な肺縦隔線（後・前接合線，右気管傍線，奇静脈食道線，左脊椎傍線）や下行大動脈左縁について，描出の有無・異常所見の有無を確認できる能力が必要です[1, 2, 3)]．以下症例を供覧しながら解説します．

1 軟部の異常

症例1

60歳代女性，検診にて異常影（左上中肺野の透過性亢進と側弯）を指摘された（図1A，B）.

本例では，左上中肺野の透過性亢進，左鎖骨の変形および側弯が認められました．心陰影が目立ちますが，側弯および右前斜位の影響と考えられます．両側乳房影には左右差はみられないため乳房切除後状態は否定的です．精査のため，CTが施行されました．CTでは胸壁の筋肉に左右差が認められ，左大小胸筋，三角筋，僧帽筋，広背筋，肩甲上下筋が著明に萎縮していました（図1C～E）．脊柱起立筋の左右差は軽度で，乳房の左右差は目立ちません．これより系統的な筋萎縮が疑われ，既往疾患にポリオが確認されました．

軟部の異常影としては，乳癌術後の欠損，Poland症候群，乳頭影，神経線維腫症I型の皮膚神経原性腫瘍，色素細胞性母斑が代表的です．

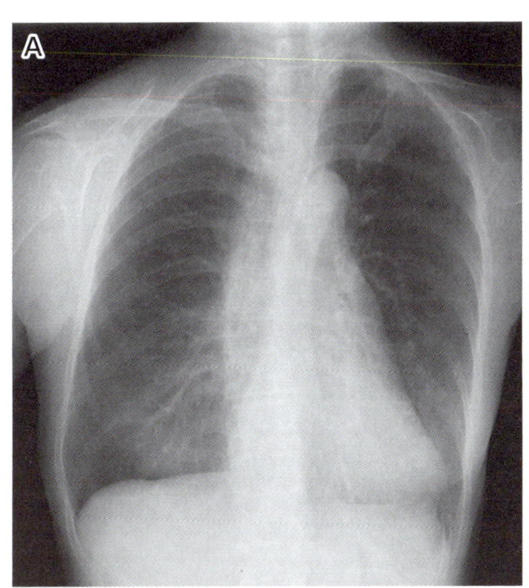

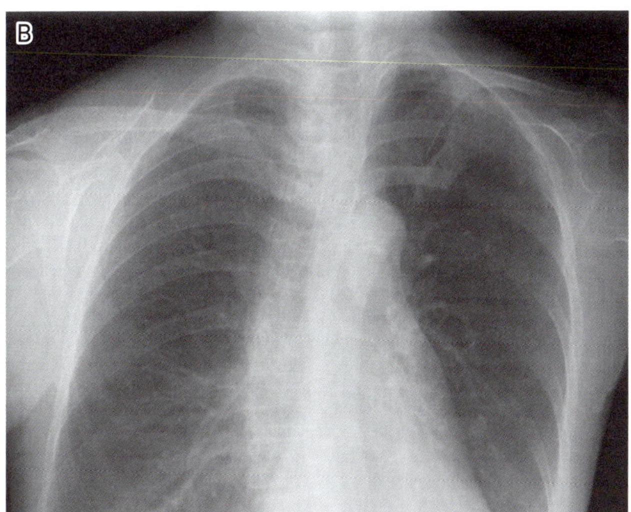

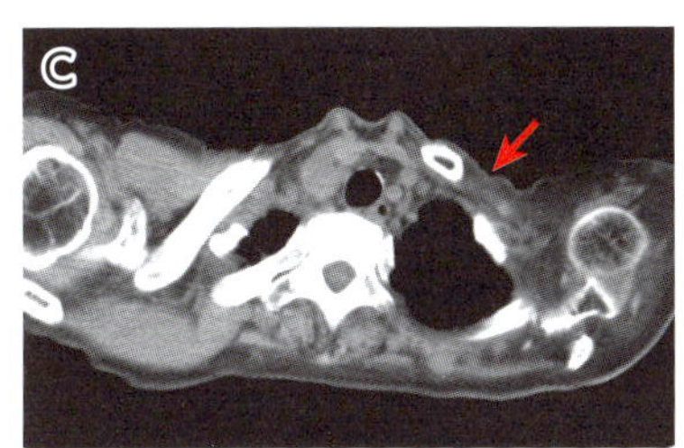

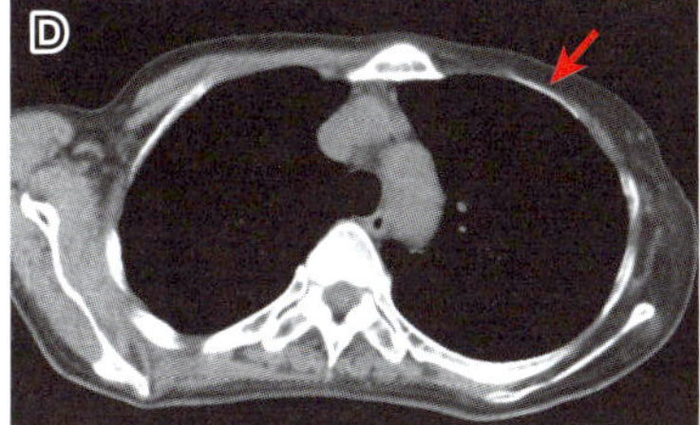

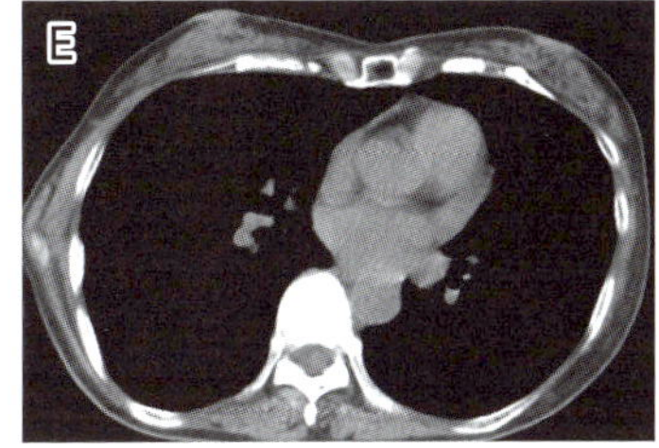

図1 軟部の異常影

A：胸部単純X線写真．左上中肺野の透過性亢進と左鎖骨の変形および側弯がみられる．
B：Aの拡大像．
C～E：CT縦隔条件．左大小胸筋，三角筋，僧帽筋，広背筋，肩甲上下筋が著明に萎縮している．乳腺に左右差はみられない．

2 骨の異常

症例2

40歳代男性，検診にて左中肺野に18×7 mmの結節影が指摘された．単純X線写真では左中肺野に，辺縁が比較的明瞭な透過性の低い陰影が認められ，第7肋骨背側内，走行に沿った長円形陰影であった（図2A，B）．CTにて精査を施行した結果，肺野条件（図2C），縦隔条件（図2D）では肺内や胸壁には異常を認めなかった．骨条件（図2E）を観察すると，第7肋骨背外側の内板に接して緻密な硬化像が指摘された．骨島（bone island）に相当するCT所見と考えられた．

骨島は海綿骨内に生じる内骨腫であり，悪性化の報告はなく加療の必要がない良性病変です．肋骨に沿った長円形の場合は鑑別に迷うことは少ないですが，円形の場合はCTで

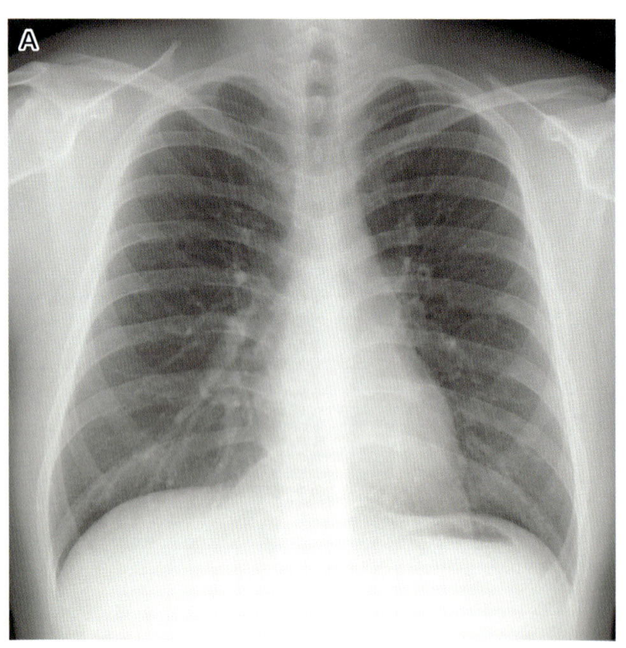

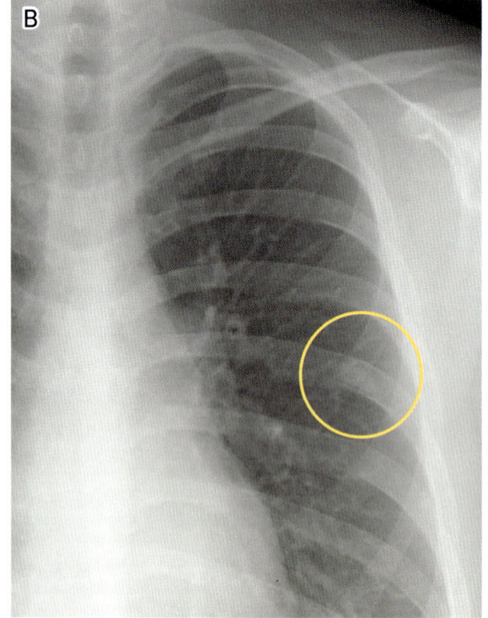

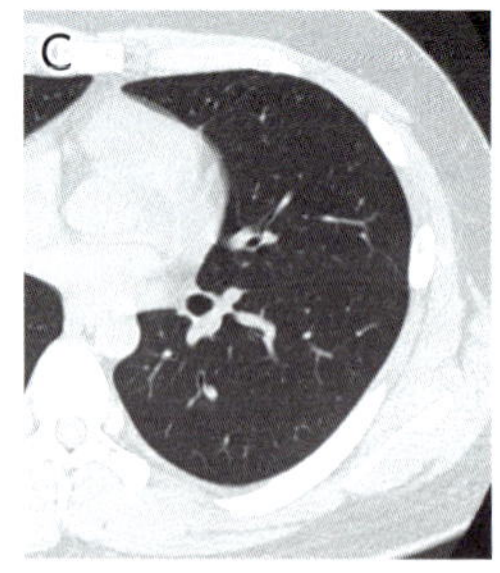

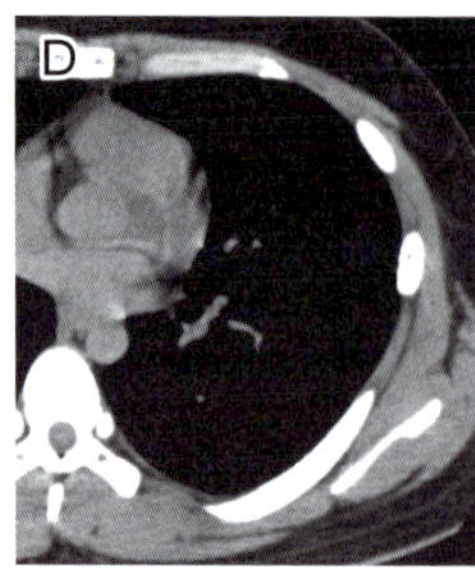

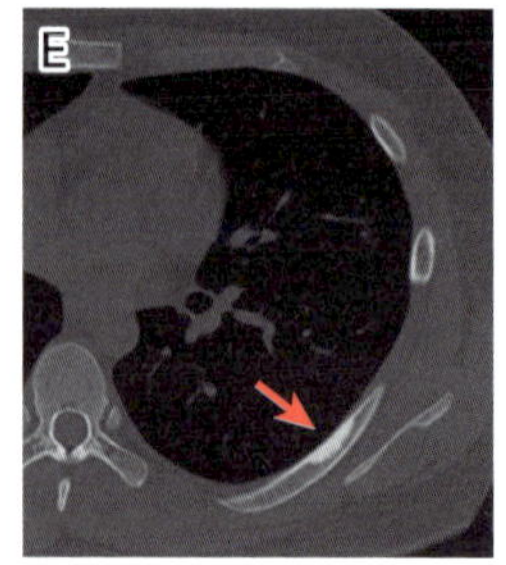

図2 骨島

A：胸部単純X線写真．左中肺野下縁に長円形の結節影がみられる．
B：Aの拡大像．結節は辺縁が比較的明瞭で肋骨の走行に沿った陰影である（○）．
C：CT肺野条件，D：CT縦隔条件，E：CT骨条件．骨条件で硬化像がみられる（→）．

の確認を要します．また，肋骨以外の脊椎に発生することがあり注意を要します．CTは通常肺野条件と縦隔条件が配信されますが，骨病変の観察には適しておらず，肺・縦隔に異常を指摘できない場合，window width，level（各2,000～3,000，400～600程度）を適切に変更し，骨条件画像を用いて評価する必要があります．

加齢性変化として肋軟骨の硬化が高頻度に生じますが，骨島と同様の限局性陰影として投影されます．これらの鑑別には部位と肋軟骨との関連が有用です．

症例3

40歳代女性，慢性咳嗽と胸痛にて来院した．単純X線写真では右中肺野に2カ所，左下肺野に1カ所，辺縁不鮮明な限局性斑状影が指摘された（図3A，B）．CT縦隔条件（図3C～E）では限局性に膨隆および骨髄成分の消失が指摘でき骨病変が疑われた．CT骨条件（図3F～H）では，周囲肋骨の外板，内板，海綿状成分が明瞭に描出され，限局性に膨隆する硬化像として認識されたため，修復期の骨折と考えられた．

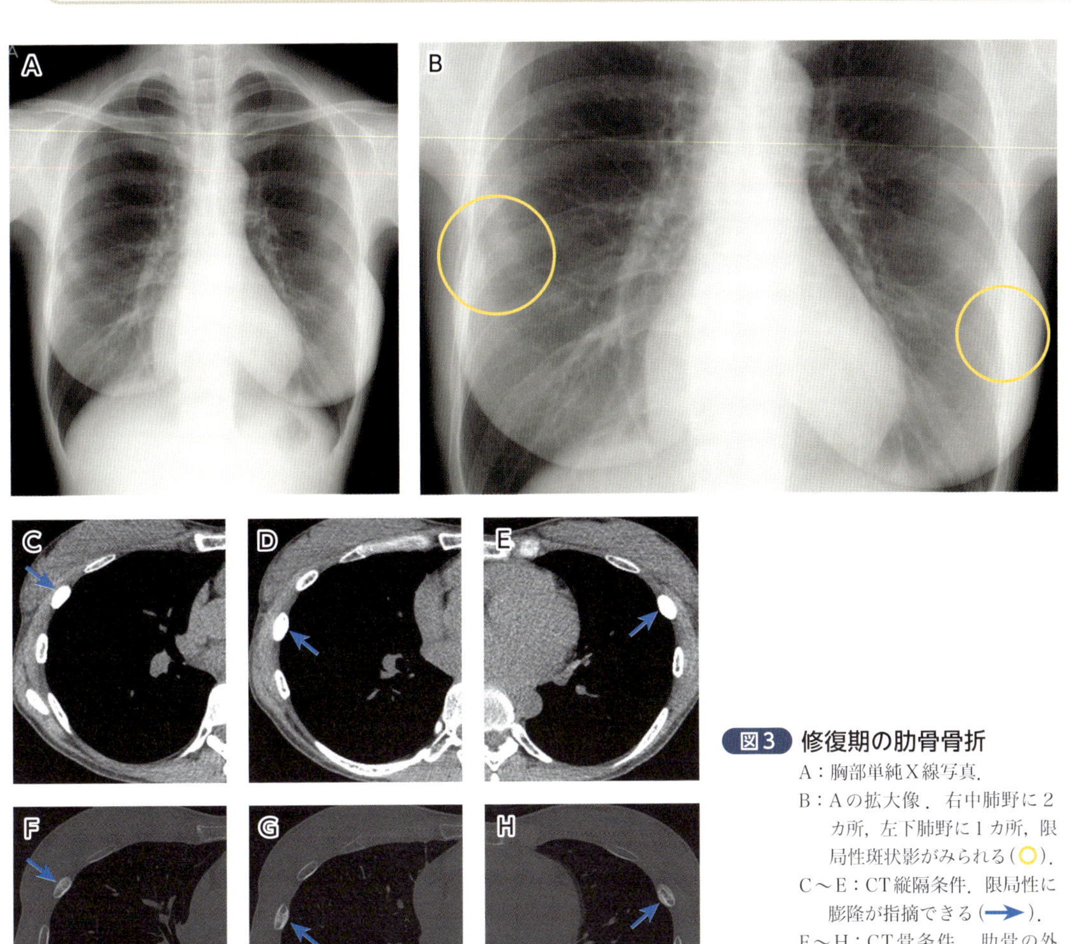

図3 修復期の肋骨骨折

A：胸部単純X線写真．
B：Aの拡大像．右中肺野に2カ所，左下肺野に1カ所，限局性斑状影がみられる（○）．
C～E：CT縦隔条件．限局性に膨隆が指摘できる（➡）．
F～H：CT骨条件．肋骨の外板，内板，海綿状成分が明瞭に描出され，限局性に膨隆する硬化像として認識できる（➡）．

慢性咳嗽に伴い疲労性に両側多発肋骨骨折が生じ得ます．ゴルフのスウィングといったくり返す運動により疲労骨折をきたすことも知られています．

骨折治癒過程としては，仮骨を形成する間接（二次）骨折治癒が多いです．骨折部に生じた血腫内に肉芽が形成され（炎症期），結合組織性仮骨から骨性仮骨へと修復が進み（修復期），海綿骨化した仮骨が再造形され皮質骨と骨髄腔が形成されます（再造形期）．これらの過程の画像所見を念頭においた読影により，骨折の時期に言及することも可能であり，最近注目されている虐待に気づくきっかけともなり得ます．

症例4

60歳代男性，検診にて右上肺野の結節影を指摘された．単純X線写真では，右上肺野外側胸膜下に内尾側の透過性が三日月状に低下している10 mmの結節影を認めた（図4A，B）．さらに，第4，第5肋骨背側部が尾側に若干弯曲していた（図4A，B）．左上肺野外側には淡い斑状病変を認めた（図4A，C）．左の肋骨の変形は指摘できなかった．

CT縦隔条件では右肩甲骨内板より肋骨側に突出する高吸収病変を認め，肋骨を圧迫していたが内部構造は不明であった（図4D）．骨条件では周囲の骨と同様に皮質骨と海綿骨が描出され，海綿骨が肩甲骨と連続していた．肋骨圧迫所見も明瞭であった（図4E）．CTでは軟骨帽（cartridge cap）は認めず長期間を経た病巣と考えられた．左肩甲骨からも同様の形状の突出部が認められたが，肋骨の圧迫所見はみられなかった（図4F，G）．これらの所見より，肩甲骨発生の骨軟骨腫と診断した．

稀ではありますが骨軟骨腫が悪性化し，軟骨肉腫を発生することが知られています．軟骨帽が厚い場合や増大する場合に注意を要します．

ここがポイント

胸部異常影を認めた場合，肺野に重なっている陰影であっても常に，肺外病変の可能性を念頭に所見を網羅しなければならない．

代表的な肺外病変（胸壁，胸膜，縦隔関連）の徴候を知ることが肺外病変の診断には必須である．まずはこれらの徴候に興味をもち，本稿の最後の参考文献で紹介している成書で知識を確認していただきたい．

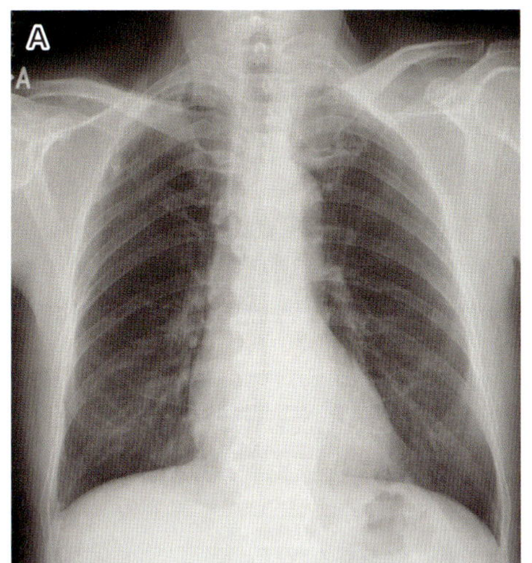

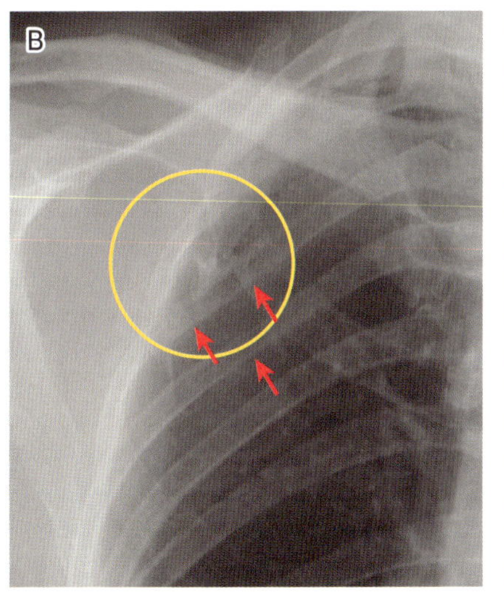

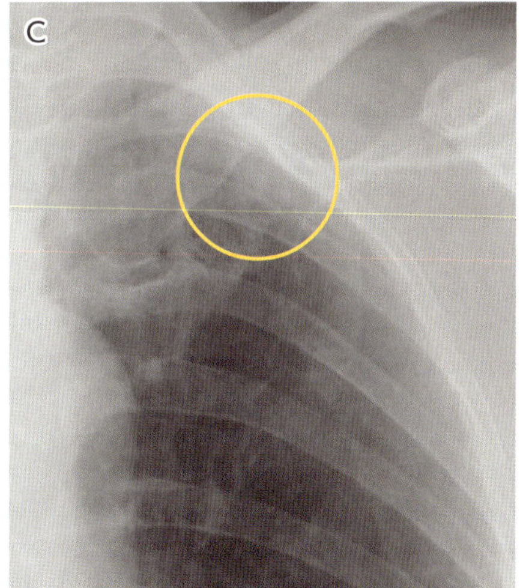

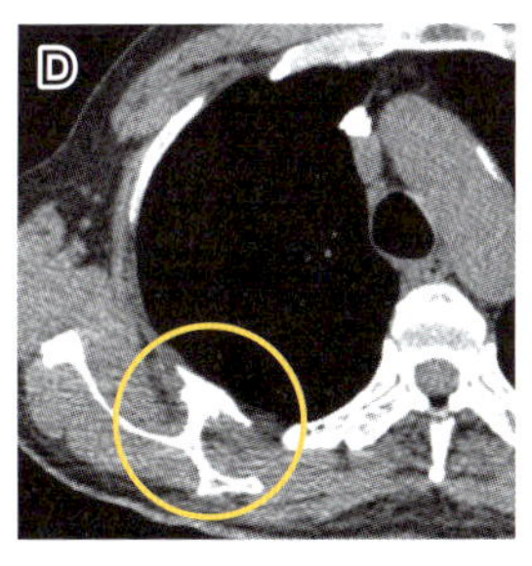

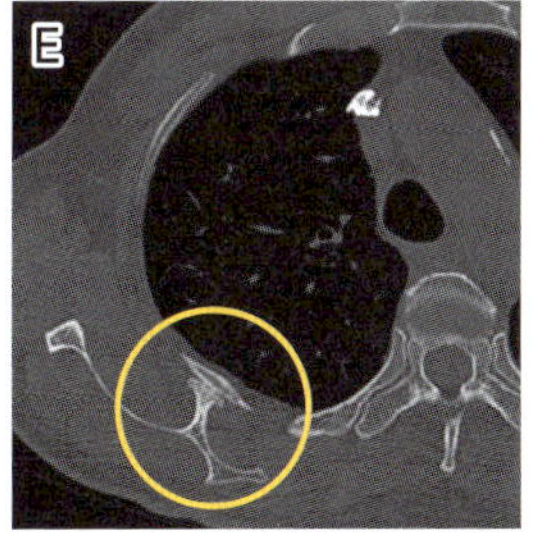

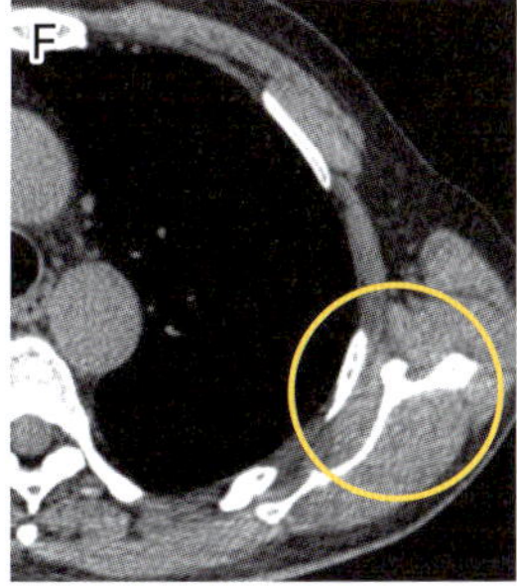

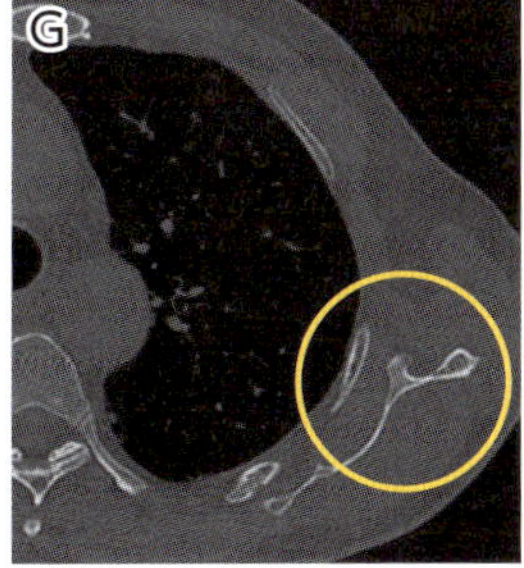

図4 骨軟骨腫

A：胸部単純X線写真．

B：Aの右上肺野拡大像．内尾側の透過性が三日月状に低下している結節影（○），弯曲した第4，第5肋骨背側部（→）がみられる．

C：Aの左上肺野拡大像．淡い斑状影がみられる（○）．

D，E：右肩甲骨のCT縦隔条件と骨条件．右肩甲骨内板より肋骨側に突出する病変が認められ，肋骨を圧迫している（○）．

F，G：左肩甲骨のCT縦隔条件と骨条件．左肩甲骨からも右と同じように突出する病変が認められるが，肋骨の圧迫はみられない（○）．

3 胸膜の異常

症例5

70歳代男性，検診にて左上肺野に腫瘤影を指摘された．第5から第6肋骨背側面に内側の辺縁が平滑かつ明瞭，その他は不明瞭な腫瘤影を認めた（図5A，B）．胸膜外徴候陽性所見であり，肺外病変と考えられた．胸膜あるいは胸壁発生の腫瘍を疑いCTが施行された．CTでは上下葉間上縁，外背側から内側に突出する病変が認められた．

CTにて病変の内部は均等な脂肪吸収値を呈していて，胸壁発生の脂肪腫と考えられました（図5C～E）．また内側には肺と接する弧状の境界が認められ，単純X線写真上の内側線状影形成の要因と考えられました．外側は弧状構造が形成されず線状影は形成されないため，胸膜外徴候となります．これは乳頭影の特徴でもあります．

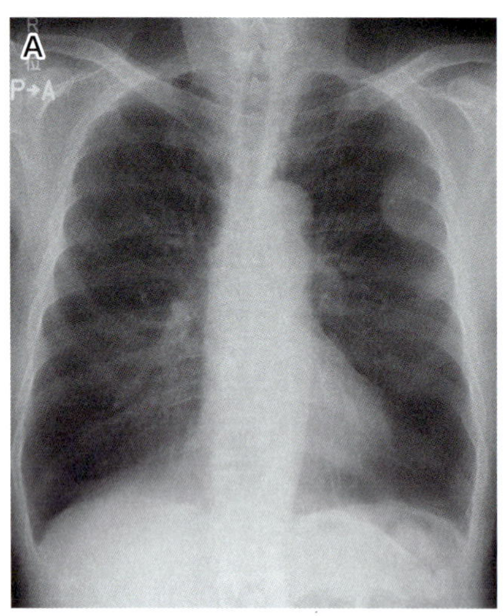

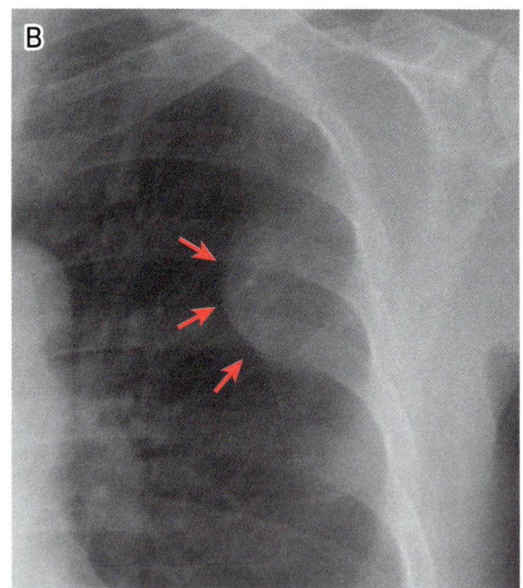

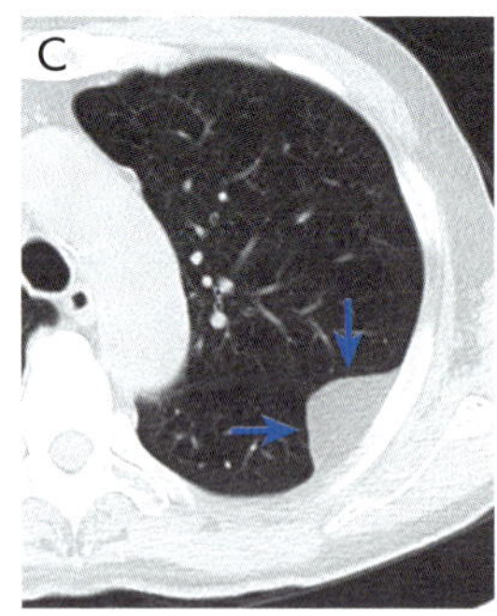

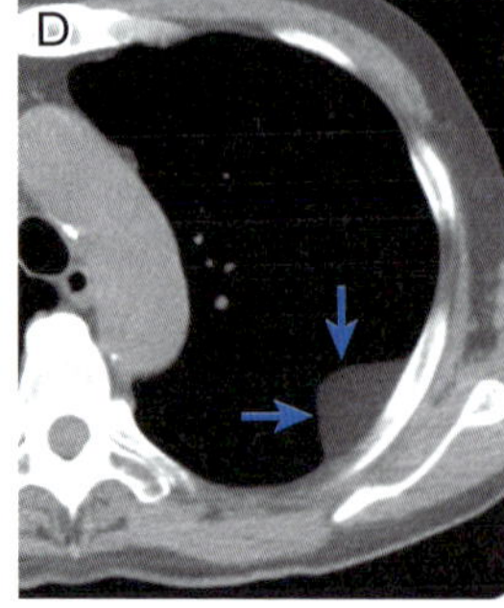

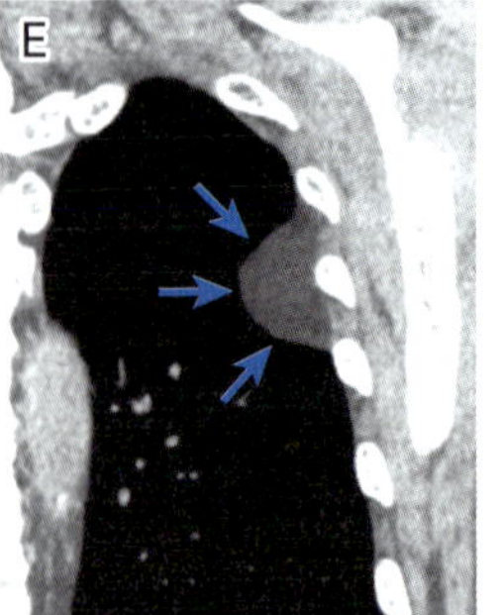

図5 胸壁発生の脂肪腫

A：胸部単純X線写真．左上肺野に胸膜外徴候陽性の腫瘤影がみられる．
B：Aの拡大像．第5，第6肋骨背側面に内側の辺縁が平滑かつ明瞭な腫瘤影がみられる（→）．
C～E：病変の内部は均等な脂肪吸収値を呈しており，胸壁発生の脂肪腫と考えられた（→）．

4 縦隔の異常

症例6

80歳代女性，皮膚サルコイドーシスの診断がなされ，胸部が精査された．単純X線写真で気管傍線が消失しており，気管傍部の病変が疑われた（図6A，B）．

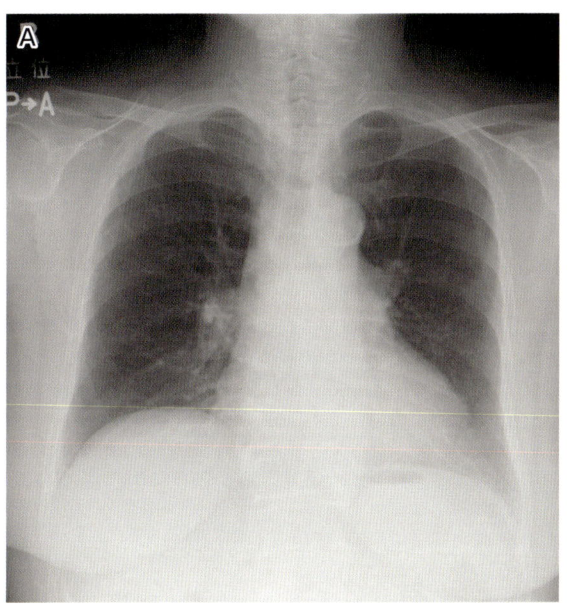

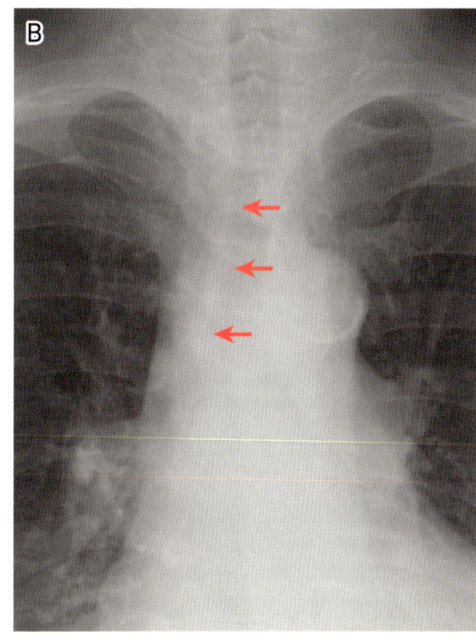

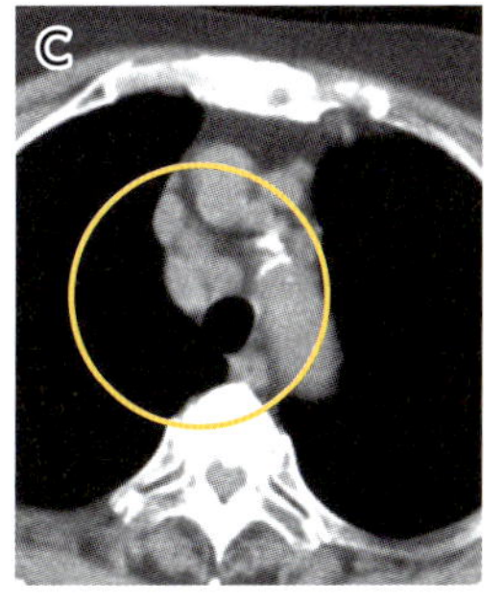

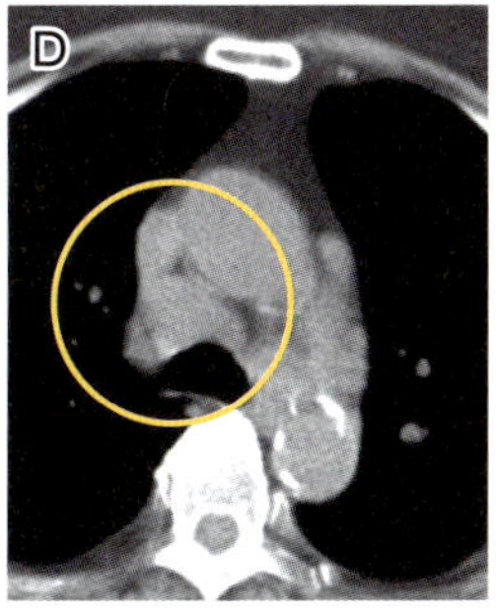

図6 右傍部のリンパ節腫大
A：胸部単純X線写真．
B：Aの拡大像．気管傍線が消失している（→）．
C～G：CT縦隔条件軸位断像（C，D），CT縦隔条件冠状断像（E，F，G）．気管前から右気管傍部のリンパ節が腫大している（○）．

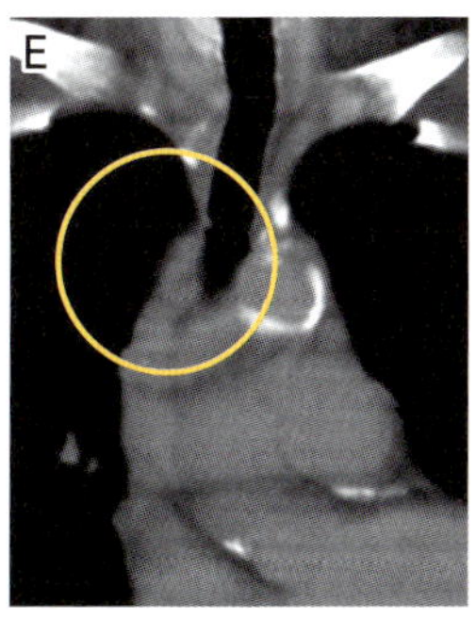

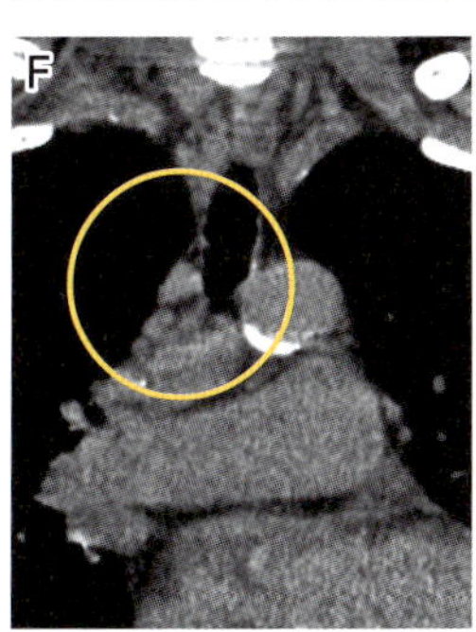

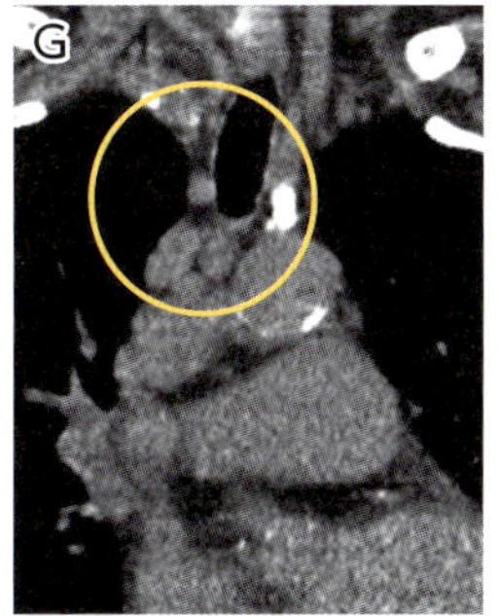

気管傍線は，胸鎖関節の高さから尾側の気管の右傍部に投影される肺縦隔線であり，2～3 mmの厚さを有します．構成成分は気管壁，結合織，壁側・臓側胸膜です．胸鎖関節から頭側では気管はすでに頸部に属すため周囲には甲状腺が接し，さらに，胸鎖乳突筋や皮膚が覆っています．胸腔内ではじめて肺が気管右側に接するため気管傍線が形成されます．気管左側は大動脈弓および分岐する左鎖骨下動脈が走行するため肺が直接接することはなく，左傍部に気管傍線は形成されません．

本症例では気管傍線が消失しています（**図6A，B**）．これは気管傍部に腫瘍性，肉芽腫性の占拠性病変が存在することを意味しています．また両側肺門影も若干拡大していて，いわゆるBHL（bi-lateral hilar lymphadenopathy）の所見です．なお，放射線診断の分野では肺門影の拡大はリンパ節腫大以外の要因でも生じるためBHLという用語は好まれない傾向にあります．リンパ節腫大以外の要因としては肺動脈の拡張があげられ，原発性肺高血圧症がよい例です．放射線診断の分野では気管傍線の消失あるいは突出を「1」，右肺門影の拡大を「2」，左肺門影の拡大を「3」とした，1-2-3 signという基準を設けて，縦隔リンパ節腫大を意味する「1」所見を伴ってはじめてサルコイドーシスの可能性が高い所見と判断しています．CT縦隔条件軸位断像（**図6C，D**），冠状断〔**図6E**（thick slab MIP像），**F，G**〕では，気管前から右傍部のリンパ節が腫大している様子が明瞭に描出されていました．

ここがピットフォール

二次元画像である胸部単純X線写真は三次元構造が投影されていることを意識して読影することで，肺外病変の存在を認識することが可能となる．

中央陰影，肺縦隔線の成り立ちを理解することにより，正面写真のみからも奥行きを感じとることが可能となる．

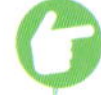

コンサルト前にもう一度

肺外病変の可能性を意識して異常所見をもう一度見直す．

おわりに

胸部単純X線写真の所見を過不足なく網羅することは画像診断のなかでも最も難易度が高いですが，系統的な教育がなされているとは言い難いです．

日本は世界の30％以上のCTを保有するCT大国であるため，欧米と比較してCTの検査適応が非常に広い傾向にあります．このことはCTと単純X線写真とを比較できる機会に恵まれ，日常臨床でも読影能力向上の教材には事欠かないことを示しています．参考文献を生かして読影力向上の努力を継続してください．

引用文献

1）「新版 胸部単純X線診断―画像の成り立ちと読影の進め方」（林 邦昭，中田 肇／編），学研メディカル秀潤社，2000

2）「胸部X線写真の読み方 第2版」（大場 覚／著），中外医学社，2001

3）原 眞咲，小澤良之：特集 縦隔・胸膜疾患における画像診断の役割　1．画像診断の基礎　1-1．胸部X線画像．日獨医報，59：6-28，2014

参考文献・もっと学びたい人のために

1）「新版 胸部単純X線診断―画像の成り立ちと読影の進め方」（林 邦昭，中田 肇／編），学研メディカル秀潤社，2000

2）「胸部X線写真の読み方 第2版」（大場 覚／著），中外医学社，2001

Profile

原　眞咲（Masaki Hara）

名古屋市立西部医療センター 放射線診療センター
名古屋市立大学大学院 高度医療教育研究センター

専門：胸部画像診断

単純X線写真は完成された画像診断法です．基本を理解し，確認項目を整理できると読影能力はどんどん向上します．また，CTとの比較により異常所見の成因が理解しやすくなります．

当科では最高水準の画像診断レポート配信と共に懇切丁寧な教育に力を注いでいます．放射線科専門医に興味のある方は，是非，当院での後期研修をご検討ください．見学はいつでも可能です．

mhs340129@gmail.com までご連絡ください．

レジデントノート

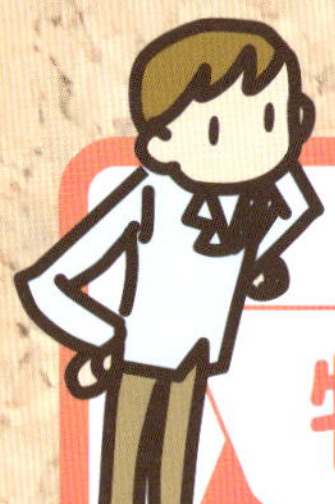
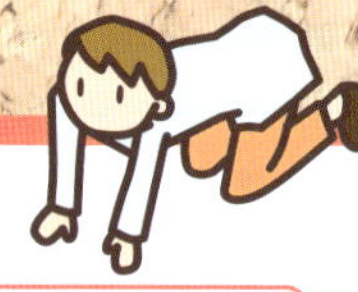

特集関連バックナンバーのご紹介

2018年2月号（Vol.19 No.16）

「肺炎」を通してあなたの診療を見直そう！

パッション漲る指導医たちが診断・治療の要所に切り込む誌上ティーチング

坂本　壮／編

定価 2,000円＋税
ISBN 978-4-7581-1599-5

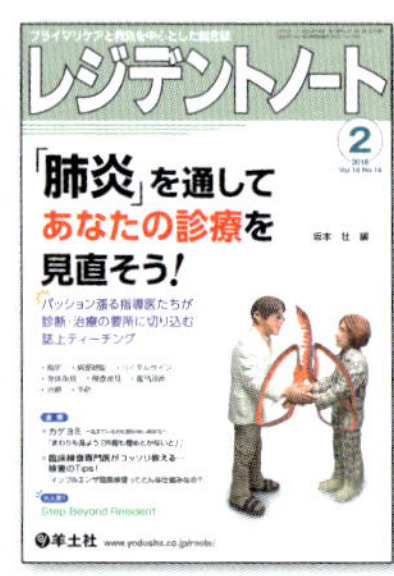

- 1つの疾患を通して診断・検査・治療のマネジメントを学ぶことができ，応用性が非常に高かった．
- 編者のコラムを通して，ERの現場で働くなかでのクリニカルパールを知ることができ勉強になった．

2017年1月号（Vol.18 No.15）

もしかして結核!? 疑う、診断、対応、治療

注意すべき病歴、検査のみかた、隔離判断などを教えます

岡　秀昭／編

定価 2,000円＋税
ISBN 978-4-7581-1580-3

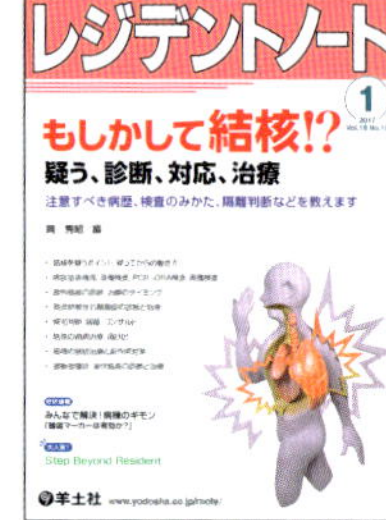

- 検査結果が出るまでの対応や接触者検診の方法など，クリニカルクエスチョンに沿った実践的な内容だった．
- この特集を参考にして，ひとまずは隔離解除まで行うことができた．

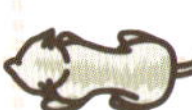

2015年7月号（Vol.17 No.6）

腹部・骨盤部の画像が読める！

救急で異常を見逃さない！読影のコツとモダリティ選択の考え方

山﨑道夫／編

定価 2,000円＋税
ISBN 978-4-7581-1553-7

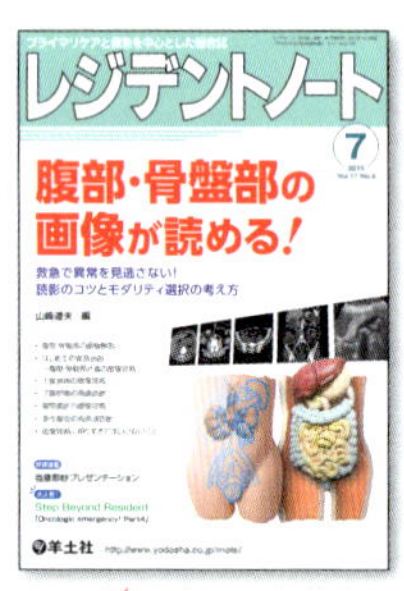

- よくある実際の症例について，多くの写真を用いながら説明されていたのでわかりやすかった．
- 画像が多数あり，放射線科の先生の画像の読み方が記載されていたのが良かった．

増刊2015年7月発行（Vol.17 No.8）

呼吸器診療の疑問、これでスッキリ解決！

みんなが困る検査・手技、鑑別診断、治療のコツを教えます

羽白　高／編

定価 4,500円＋税
ISBN 978-4-7581-1555-1

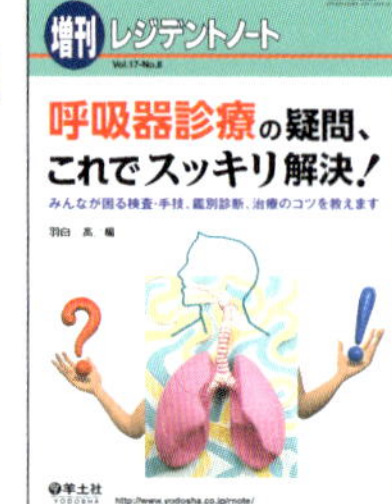

- よくある疑問に対して詳細に解説されており，他の書籍にはない実践的な内容になっている．
- 呼吸器について幅広く扱われており面白かった．治療適応について見直すよい機会となった．

特集とあわせてご利用ください！

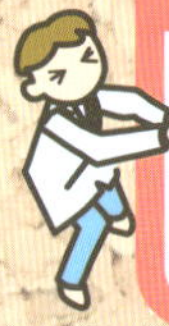

詳細は www.yodosha.co.jp/rnote/index.html

最新情報もチェック ➡ residentnote　@Yodosha_RN

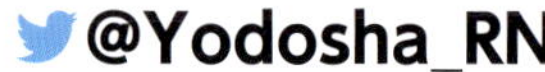

Book Information

画像診断に絶対強くなる ツボをおさえる！

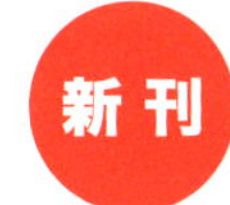

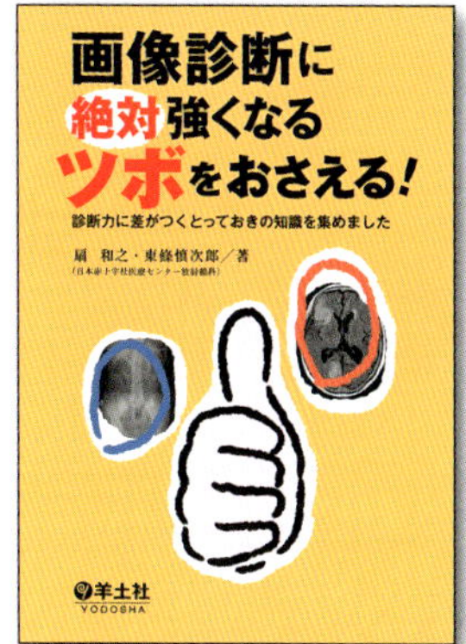

診断力に差がつくとっておきの知識を集めました

著／扇　和之，東條慎次郎

□ 定価（本体 3,600円＋税）　□ A5判　□ 159頁　□ ISBN978-4-7581-1187-4

- 「ワンポイントレッスン」の扇先生が教える，画像診断の「ツボ」！
- 解剖，鑑別，画像の見方など，画像診断がスムース・的確になる知識の要点だけをギュッと集めました

明日から役立つ！知っておきたい画像診断の基礎知識．

画像診断に絶対強くなる ワンポイントレッスン

病態を見抜き、サインに気づく読影のコツ

編集／扇　和之
著／堀田 昌利，土井下 怜

□ 定価（本体3,600円＋税）　□ A5判　□ 180頁　□ ISBN978-4-7581-1174-4

- 画像のどこをみるべきかがわかる入門書
- 知っておけばグッと差がつくCT，MRIなどの読影のツボを大公開！

今まで知らなかった画像の読み方が楽しくスイスイわかります！

画像診断に絶対強くなる ワンポイントレッスン2

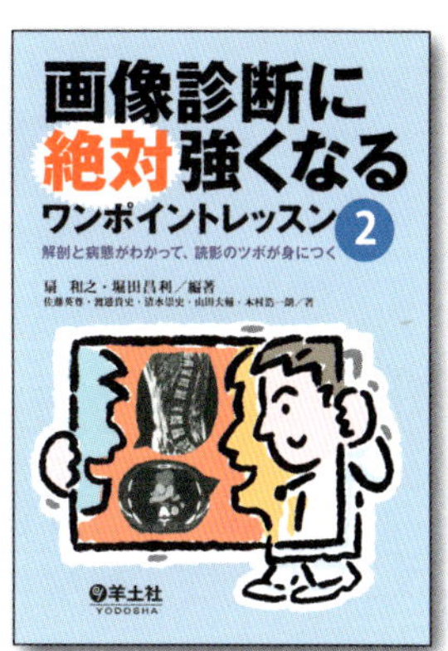

解剖と病態がわかって、読影のツボが身につく

編著／扇　和之，堀田昌利
著／佐藤英尊，渡邉貴史，清水崇史，山田大輔，木村浩一朗

□ 定価（本体 3,900円＋税）　□ A5判　□ 236頁　□ ISBN978-4-7581-1183-6

- 大好評書籍の続編！ 面白さ，わかりやすさは折り紙つきです．
- 解剖と病態がつながり，画像診断のツボが自然と身につく入門書！
- 各レッスンで完結しているので，本書から読んでもOK！

病態に解剖の観点から迫ると，途端に理解が深まる！

発行　羊土社 YODOSHA
〒101-0052　東京都千代田区神田小川町2-5-1　TEL 03(5282)1211　FAX 03(5282)1212
E-mail：eigyo@yodosha.co.jp
URL：www.yodosha.co.jp/
ご注文は最寄りの書店，または小社営業部まで

発行 羊土社

連載も充実！

総合診療で必要なあらゆるテーマを取り上げています！

忙しい診療のなかで必要な知識を効率的にバランスよくアップデートできます！

聞きたい！ 知りたい！ 薬の使い分け

日常診療で悩むことの多い治療薬の使い分けについて，専門医や経験豊富な医師が解説します！患者さんへの説明のコツも伝授！

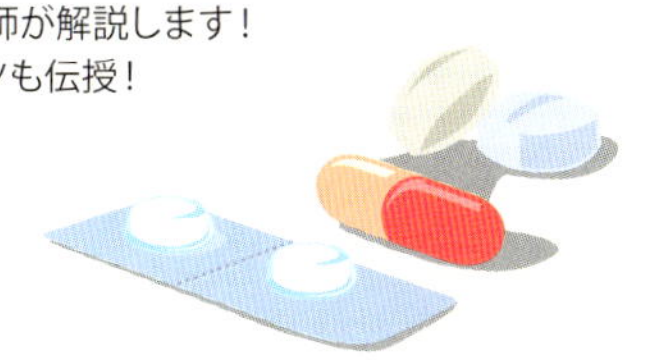

ガイドライン早わかり

（横林賢一，渡邉隆将，齋木啓子／編）

総合診療医が押さえておくべき各種ガイドラインのポイントをコンパクトにお届けします！

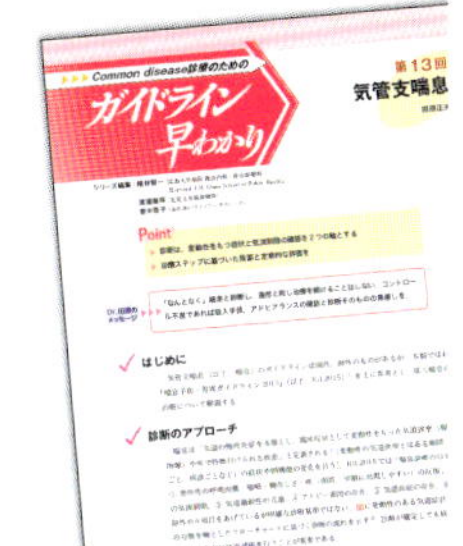

なるほど！ 使える！ 在宅医療のお役立ちワザ

在宅医療の現場で役立つツールや，その先生独自の工夫など，明日からの診療に取り入れたくなるお役立ちワザをご紹介！

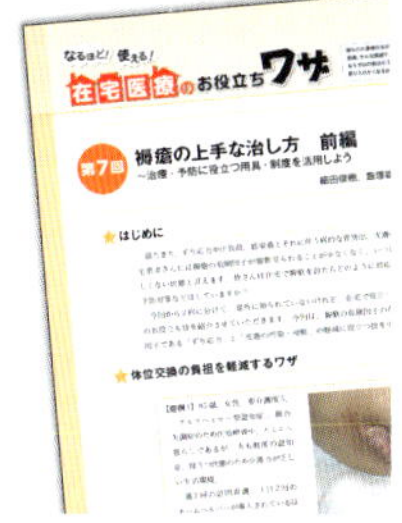

誌上EBM抄読会

診療に活かせる論文の読み方が身につきます！

（南郷栄秀，野口善令／編）

エビデンスを知っているだけでなく，現場での判断にどう活かしていくか，考え方のプロセスをご紹介します．実際のEBM抄読会を誌上体験！

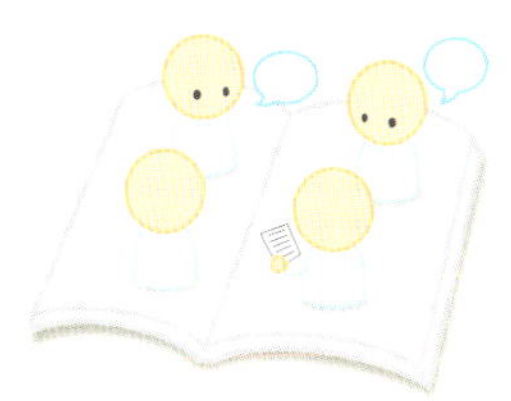

優れた臨床研究は，あなたの診療現場から生まれる

（福原俊一／監修　片岡裕貴，青木拓也／企画）

研究をやりたいけれど「何から始めればよいかわからない」「上手くいかない」など，不安や悩みをもつ方へ！臨床現場でどう実践するか，実例をもとに解説！

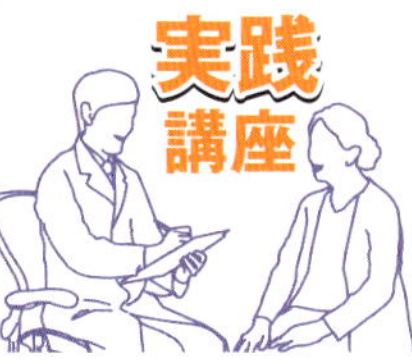

どうなる日本!? こうなる医療!!

これからの医療をめぐる環境がどう変わっていくのか，医療提供システムはどのように変わっていくべきかなど，さまざまなテーマを取り上げます！

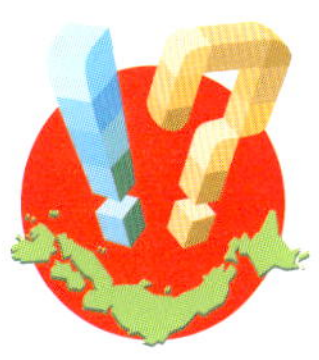

思い出のポートフォリオを紹介します

印象に残ったポートフォリオの実例を難しかった点・工夫した点などにフォーカスしてご紹介いただくコーナー．ポートフォリオ作成・指導のヒントに！

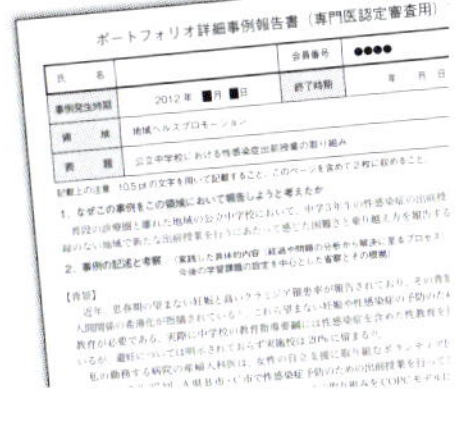

みんなでシェア！ 総合診療Tips

総合診療の現場で今から使える＆ずっと役立つTipsを，全国各地の専門医プログラムがリレー形式で紹介．各プログラム一押しのTipsを，みんなでシェアして，レベルアップ！

年間定期購読料

国内送料サービス

通常号（隔月刊6冊）	定価（本体15,000円＋税）	通常号（隔月刊6冊）＋増刊（増刊2冊）	定価（本体24,600円＋税）
通常号＋WEB版※	定価（本体18,000円＋税）	通常号＋WEB版※＋増刊	定価（本体27,600円＋税）

※WEB版は通常号のみのサービスとなります

詳細は www.yodosha.co.jp/gnote/

最新情報もチェック ➡ gnoteyodosha @Yodosha_GN

第14回　左室駆出分画が正常なら心機能は正常？

黒沢幸嗣

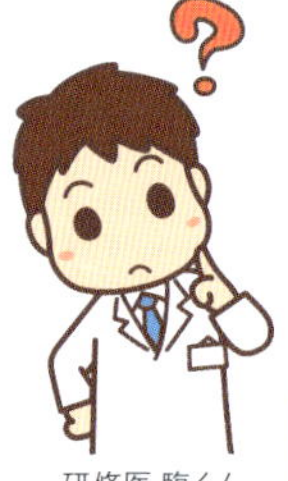
研修医 臨くん

先生，患者さんの心機能を評価したくて経胸壁心エコー図検査をオーダーしました．その結果が返ってきたのですが，左室駆出分画（LVEF）が正常な値だったので，心機能としては問題ないですよね？？

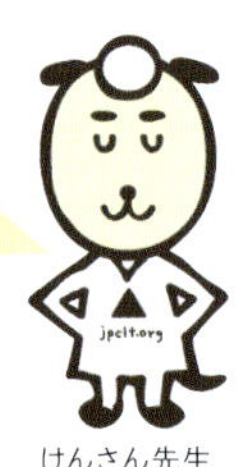

けんさん先生

実は，そうとは限らないんだ．病態によっては，“LVEF自体は正常範囲に入るが心機能としては低下している”こともあるんだ．

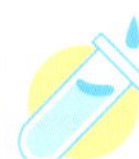

解説

LVEFは心機能指標の王様！

まずは，“LVEF（left ventricular ejection fraction：左室駆出分画）の定義”を復習してみようか．

LVEF（%）＝SV/LVEDV × 100

SV：stroke volume（1回心拍出量），SV（mL）＝LVEDV－LVESV

LVEDV：left ventricular end diastolic volume（左室拡張末期容量）

LVESV：left ventricular end systolic volume（左室収縮末期容量）

このような式で表されるよね．この式から，**LVEFは1回心拍出量と拡張末期容量の“比率”である**ことがわかると思う．LVEFには容量測定の絶対値が多少不正確であっても誤差が少なくなるという大きな利点がある．そのため，LVEFは1980年代には最も優れた心機能指標として用いられるようになり，今もその「心機能指標の王様」としての立場は変わってはいない．しかし時代の流れとともに，その限界もいろいろ知られるようになってきているんだ．

LVEFを心機能指標とすることに問題がある病態は？

LVEFは前負荷と後負荷の影響を受ける指標．**心機能指標として問題が生じる代表的な病態に，① 僧帽弁閉鎖不全症（mitral regurgitation：MR），② 肥大型心筋症などの左室内腔が狭小化する例，③ 徐脈などがあるんだ**．今回は①を例にとって，血行動態を確認してみようか！

図は正常例と高度MR例のエコー画像で，表がその心機能指標を比較したものだよ．LVEFは両者とも60％で同じだよね．ただ，LVEDV，LVESV，SVに注目してみると…高度MR例では左室の大きさが正常例の2倍あるにもかかわらず，SVは正常例の半分しかない．**このようにLVEF**

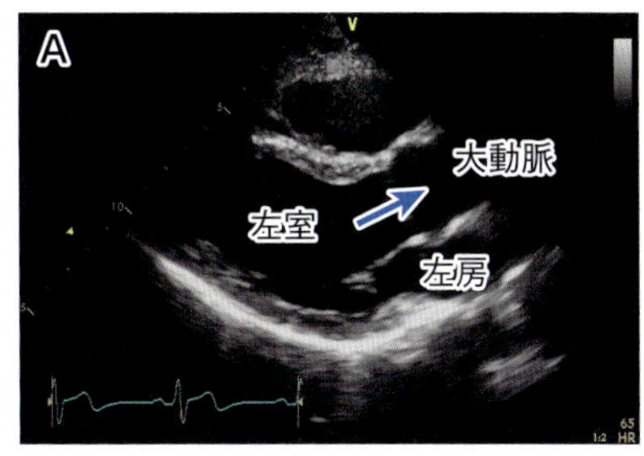

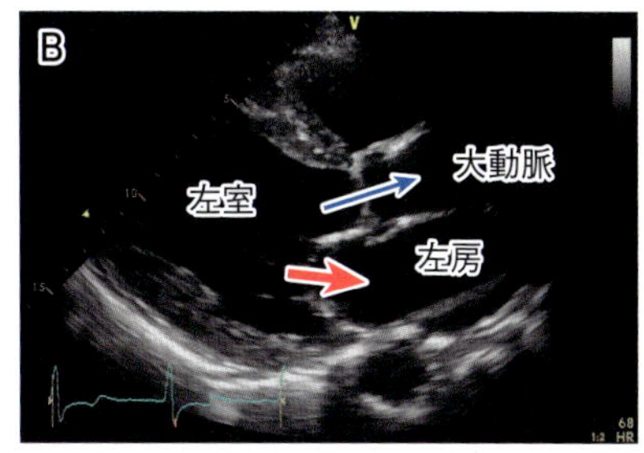

図　心エコー（傍胸骨左室長軸断面）

A）正常例，B）高度MR例．高度MR例では左室・左房は正常例に比べ拡大している．
青矢印：左室から大動脈に向け拍出される，いわゆる1回心拍出量（stroke volume：SV）を表す．
赤矢印：左室から左房に逆流してしまう，いわゆる逆流量（regurgitant volume：RV）を表す．

表　正常例と高度MR例の心機能指標の比較

	正常例	高度MR例
LVEDV（左室拡張末期容量：mL）	100	200
LVESV（左室収縮末期容量：mL）	60	120
LVEF（左室駆出分画：%）	60	60
SV（1回心拍出量：mL）	60	30
RV（逆流量：mL）	—	90

が同じであっても，SVが半分しかないこともありうるんだ．SVは心機能評価の大事な要素であり，これでは心機能が保たれているとはいえないよね！

LVEFが保たれていることと，心機能が保たれていることは，必ずしも同じとは限らない！！

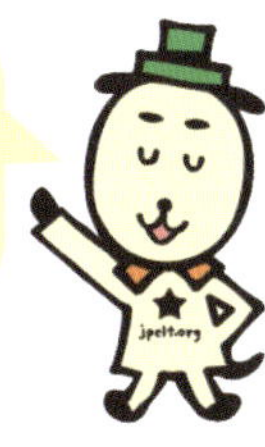

参考文献

1）日本循環器学会．循環器病の診断と治療に関するガイドライン（2009年度合同研究班報告）：循環器超音波検査の適応と判読ガイドライン（2010年改訂版）．
http://www.j-circ.or.jp/guideline/pdf/JCS2010yoshida.h.pdf（2018年2月閲覧）

※日本臨床検査専門医会では，教育セミナーを毎年開催しております．このセミナーの目的は，臨床検査専門医に必要な知識・技術をこれから習得していこうとする方へのガイドを提供するものです．今年は5月20日（日）に開催，3月下旬より申し込みになる予定ですので，ご興味のある方は右のQRコードから，もしくは日本臨床検査専門医会HPをチェックしてみてください！

※連載へのご意見，ご感想がございましたら，ぜひお寄せください！また，「普段検査でこんなことに困っている」「このコーナーでこんなことが読みたい」などのご要望も，お聞かせいただけましたら幸いです．rnote@yodosha.co.jp

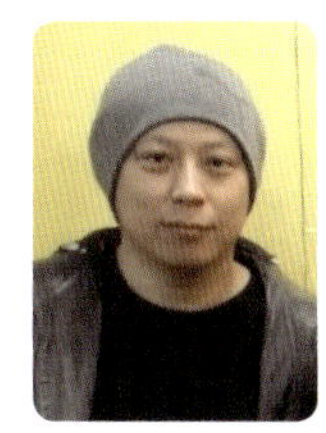

今月のけんさん先生は…
群馬大学医学部附属病院検査部の黒沢幸嗣でした！
循環器内科で心エコー図検査を専門にしていましたが，そこから臨床検査専門医になりました．臨床をやるうえでなくてはならない臨床検査医学の道で，群馬県の地域医療に貢献していきます．

日本臨床検査医学会 広報委員会
レジデントノート制作班：五十嵐 岳，小倉加奈子，木村 聡，田部陽子，千葉泰彦，増田亜希子

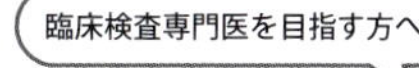

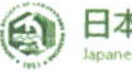

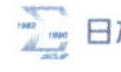

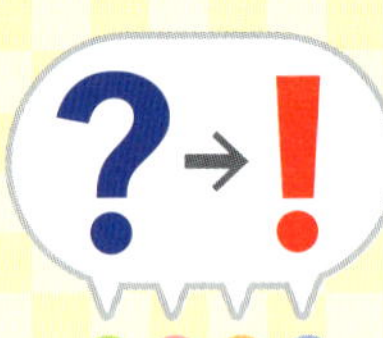

みんなで解決! 病棟のギモン

研修医の素朴な質問にお答えします

4月号のテーマ
急性心不全の腎うっ血とは

6月号のテーマ
便潜血

監修／香坂 俊（慶應義塾大学医学部循環器内科）

第26回 睡眠薬の使い方

山本玲美子

本コーナーは初期研修医が日常臨床のなかで感じた**素朴な疑問**について，そのエッセンスを読みやすく解説するシリーズです．さて，今回はどんな質問が登場するでしょうか．

今回の質問

患者さんが「眠れない」と言います．睡眠薬を処方してもよいでしょうか．

お答えします

まずは患者さんの症状を詳しく問診し，非薬物的介入と睡眠衛生指導を行いましょう．睡眠薬を処方する場合はdo no harmを原則に，必要最低限を心がけましょう．

「眠れない」患者さんに何を問診するか

研修医：先生，受け持ち患者さんが「眠れない」と言うとき，睡眠薬を処方してよいのでしょうか．

指導医：ふむふむ，患者さんのつらさを解決してあげたいという気持ちは何よりですね．でも，ちょっと待って．「眠れない」から即，睡眠薬じゃちょっと早急すぎるかな．よくよく患者さんの話を聞いてみると，必ずしも睡眠薬を必要としない場面が意外に多いですよ．むしろ睡眠薬で状況を悪くしてしまうこともあるんです．

研修医：え！ 睡眠薬なのに逆に眠れなくなってしまうんですか！？

指導医：そうなんです．例えば閉塞性睡眠時無呼吸症候群の患者さんにベンゾジアゼピン系の睡眠薬を投与すると，筋弛緩作用でさらに気道が閉塞してしまいます．睡眠薬を使って眠れたのに日中の倦怠感がますますひどくなってしまった！ なんてことになりかねないのです．

研修医：なるほど．睡眠って意外と奥が深いんですね．

指導医：ほかにも，「眠れない」理由が夜中の点滴交換やモニターのアラーム音，同室者のいびきといった環境の問題であったりする場合もよくありますよ．まずは，以下のような項目について問診してみましょう．

問診項目

- **睡眠**：就床時間，入眠までの時間，中途覚醒，起床時間，昼寝，日中の眠気
- **生活リズム**：職業，勤務形態，活動度，運動の有無，大まかな週間スケジュール
- **家族からの情報**：いびき・無呼吸の有無，就寝中の変な行動はないか
- **現在の心身状況**：基礎疾患，痛み，不安，治療環境
- **摂取物**：アルコール，カフェイン，薬剤，サプリメント
- **対処行動**：入眠までや中途覚醒時どのように対処しているか

非薬物的介入と睡眠衛生指導

研修医：確かに自分が入院したらと想像すると，いきなり21時に消灯って言われたらきついなぁ．スマホをいじっちゃうと思います．

指導医：それそれ．ブルーライトには覚醒作用があるのは知っていますか．ベッドの中でのスマホは眠りには逆効果ですよ[1]．

研修医：なるほど！ つまり，当直中に眠い目をこすりながら電子カルテに向かうのは理にかなっているのですね！

指導医：そうかもしれないね（^^;）．不眠を訴えている患者さんには就寝の数時間前から液晶画面を見るのを避けるように勧めてみよう[2]．ブルーライトカットの眼鏡やモニターの夜間モードの利用を勧めるのもよいね[3, 4]．

研修医：じゃあ，いっそ入院患者全員の指示簿に「夕方6時以降はスマホ・テレビ禁止，見るならブルーライトカット眼鏡着用」って書いてみようかな．

指導医：斬新な指示簿だね（笑）．でも，睡眠に不満のない人にブルーライトの曝露を減らしたら睡眠の質がよくなるか，というとそういうわけでもないんだ[5]．特に若い人にはスマホやテレビの使用を一律に禁止してもストレスが溜まってしまうよね．患者さんにとっての利益を総合的に考えるようにしようね．

スマホのほかにも病棟でよくある「眠れない」例とその対処法を表1にあげました．まずは非薬物的介入を心がけることで，先生の臨床センスアップも間違いなしでしょう．患者さんに資料を渡すなら，厚生労働省が出している「睡眠障害対処12の指針」がお勧めです[6]．

研修医：はい，やってみます！

指導医：ところで「眠れない」の治療のゴールは何だと思う？

研修医：それはもちろん，患者さんが「あ～よく眠れた～」って思うことじゃないでしょうか？

指導医：そうだね．でも患者さんの熟眠感をゴールにしてしまうと，患者さんは「眠ろう眠ろう」，こちらは「眠らそう眠らそう」と躍起になってしまいがちです．入院治療や昼間の活動に支障がなければ「今の睡眠時間で大丈夫」って安心させてあげることも実はとても大切ですよ．

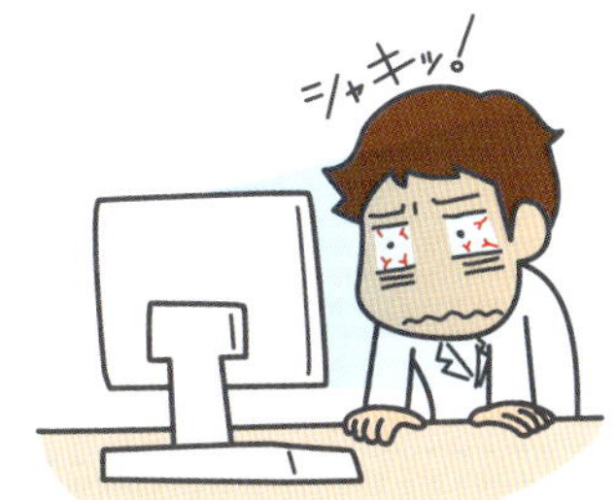

表1 病棟でよくある「眠れない」例とその対処法

普段5時間睡眠だけど 病棟では9時間眠らなきゃいけない？	必ずしも9時間全部眠っている必要はない． 周りに迷惑でない範囲で起きていてもOK
眠れないからスマホをいじる	眠る目的で光は逆効果．読書の方が眠気を誘いやすい
夜中に周りの音がうるさい	部屋移動や耳栓の使用
トイレの回数が多い	利尿薬や点滴タイミングの検討，泌尿器科的問題の検討
脚がむずむずしてしまう	レストレスレッグズ症候群の鑑別・治療
いびきがひどい	睡眠時無呼吸症候群の鑑別・治療
痛みがある	痛みの原因の鑑別・適切な対処
昼夜逆転気味	朝はカーテンを開けて光を浴びる
冷や汗をかいて震える	アルコール離脱症候群の鑑別・治療

薬物療法

研修医：やっぱり睡眠薬も気になります．看護師さんから「眠れていないので早くなんとかしてください！」って急かされると…（汗）．やはり薬が手っとり早いのでしょうか．

指導医：もちろん睡眠薬も「眠れない」の治療に対しては大きな武器ですね．睡眠薬というとどんなものを知っているかな？

研修医：ええと，ゾルピデム（マイスリー®）とブロチゾラム（レンドルミン®）と…あとラメルテオン（ロゼレム®）でしたっけ？ ロゼレム®はなんだか弱い睡眠薬というイメージがありますが．

指導医：マイスリー®は非ベンゾジアゼピン系，レンドルミン®はベンゾジアゼピン系の睡眠薬です．どちらもGABA受容体作動薬であり，同じカテゴリーの睡眠薬として考えてよいです．ロゼレム®はメラトニン受容体作動薬で，ほかの2つと比べて弱いというより作用する受容体が違うんです．ほかにもオレキシン受容体に拮抗するスボレキサント（ベルソムラ®）という睡眠薬もあるし，抗うつ薬がもつ眠気の副作用を利用して睡眠薬として使う場合もありますよ．

研修医：意外といっぱいあるんですね．ぶっちゃけどれが一番効くんですか？

指導医：まあまあ焦らずに．残念ながら睡眠薬同士の効果を直接比較した研究はそんなに多くないんです．それよりも睡眠薬を選ぶ前にもう1つ重要なこととして，睡眠薬に禁忌や慎重投与があるのは知っているかな？

研修医：睡眠時無呼吸症候群に対してベンゾジアゼピン系薬を使用する，みたいなものですか？

指導医：そうそう．ほかにもベンゾジアゼピン系薬の多くは呼吸抑制があるので呼吸状態が悪い患者さんには使いにくいし，実は閉塞隅角緑内障に禁忌なんです．ベンゾジアゼピン系薬以外では，稀な疾患だけどナルコレプシーの患者さんにベルソムラ®を投与すると症状が悪化する危険があります．

研修医：へ～知らなかったです．

指導医：それにさっき「看護師さんから急かされて」って言っていたよね．患者さん本人が特に睡眠のことを気にしていないのに看護スタッフから不眠が指摘されるときはせん妄の可能性にも注意しましょう．「ベンゾジアゼピン系薬で意識障害がさらに悪化してせん妄を悪くしてし

表2 不眠治療に用いられる主たる睡眠薬リスト

分類	一般名	商品名	作用時間	半減期（時）	用量（mg）
メラトニン受容体作動薬	ラメルテオン	ロゼレム®	超短時間作用型	1	8
非ベンゾジアゼピン系（GABA受容体作動薬）	ゾルピデム	マイスリー®		2	5～10
	ゾピクロン	アモバン®		4	7.5～10
	エスゾピクロン	ルネスタ®		5～6	1～3
ベンゾジアゼピン系（GABA受容体作動薬）	トリアゾラム	ハルシオン®		2～4	0.125～0.5
	エチゾラム	デパス®	短時間作用型	6	1～3
	ブロチゾラム	レンドルミン®		7	0.25～0.5
	リルマザホン	リスミー®		10	1～2
	ロルメタゼパム	エバミール® ロラメット®		10	1～2
オレキシン受容体拮抗薬	スボレキサント	ベルソムラ®		10	15~20
ベンゾジアゼピン系（GABA受容体作動薬）	ニメタゼパム	エリミン®	中間作用型	21	3～5
	フルニトラゼパム	サイレース®		24	0.5～2
	エスタゾラム	ユーロジン®		24	1～4
	ニトラゼパム	ベンザリン® ネルボン®		28	5～10
	クアゼパム	ドラール®		36	15～30
	フルラゼパム	ダルメート®	長時間作用型	65	10～30
	ハロキサゾラム	ソメリン®		85	5～10

文献9より作成（オレキシン受容体拮抗薬について筆者追記）.

まいました！ しかも転んで骨を折ってしまいました（汗）[7, 8]」なんてことがないように.

研修医：危ない危ない，気をつけなくちゃ.

指導医：せん妄の治療に関してはほかの回に譲るとして〔連載第6回「入院患者におけるせん妄のマネージメント」（2016年9月号）参照〕，**高齢者はGABA受容体作動薬は要注意**と覚えておきましょうね．よく使う睡眠薬の一覧を表2で示しておきます.

どのように処方すべきか

研修医：睡眠薬って毎日使うと依存症になりそうで怖い気がするんです．やっぱりなるべく使わない方がよいですよね？

指導医：依存形成のリスク因子としては「長期間」，「高用量」，「教育歴の低さ」があります[10]．それに依存の問題だけではなく，さっきあげたように高齢者では転倒やせん妄のリスクを高めてしまいます[11]．でもせっかく睡眠の治療をしている最中に「なるべく飲まないで」というのも酷なものです．「睡眠薬飲もうか飲まないかどうしようかな」と悩んで夜更かししては本末転倒だから，そんな心配症な患者さんには「眠れても眠れなくてもまずは1週間毎日睡眠薬を飲んでみて，状態を振り返ってみませんか」とメリハリをつけてあげるとうまくいきやすいですよ．振り返るときには「眠れたか」以上に「日中どうであったか」を重視することも忘れずに.

研修医：すでに外来で睡眠薬が処方されているときはどうしたらよいですか？

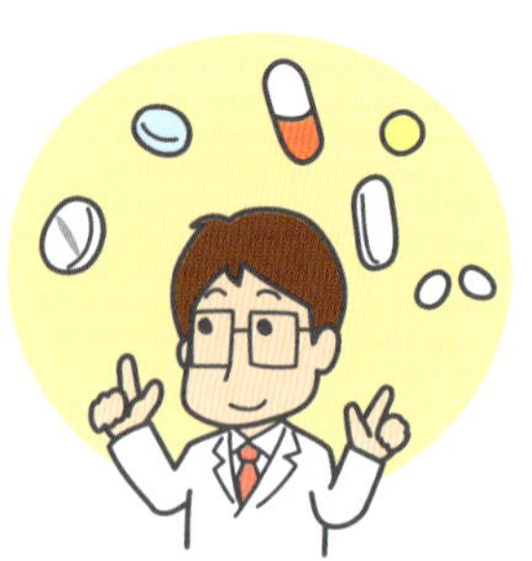

指導医：そうそう．患者さんが意識していなくても延々と睡眠薬が処方されている状況に遭遇することもあるよね．睡眠薬に限らず入院中は薬剤を整理するよい機会だから，定時の睡眠薬を頓服に切り替えてみるというのも一案だね．8カ月以上ベンゾジアゼピン系薬を連用していると離脱症状出現のリスクが上がるので[12]．心配なときは急な用量変更を避けてゆっくり減薬しよう．

研修医：なるほど～．

睡眠薬の選択

研修医：先生，先生，禁忌とリスクを押さえたら結局はどれを使えばいいのでしょう…？

指導医：高齢者や身体状態の悪い患者さんにはGABA受容体作動薬は避けること，それ以外の患者さんにはGABA受容体作動薬も含めて使い慣れたものを数種類身につけておくと役に立つでしょう．患者さんがいくら「がつんと眠らせてください！」と言ってもdo no harmの精神は忘れずに．ベンゾジアゼピン/非ベンゾジアゼピン系薬のなかでも最初は超短時間～短時間作用型のもの（マイスリー®，アモバン®，ルネスタ®，レンドルミン®等）を選ぶようにしましょう．

処方例

① 特に大きなリスクのない若年者：
ルネスタ®錠1回2 mg（1錠）1日1回（不眠時）

② 大手術を控えている高齢者：
ロゼレム®錠1回8 mg（1錠）1日1回（就寝前）

③ すでにGABA受容体作動薬を内服しているときに追加する場合：
ベルソムラ®錠1回20 mg（1錠）1日1回（就寝前，65歳以上は1回15 mg）

④ 内服不可のとき：
注射薬ではサイレース®がありますが呼吸抑制が強いので，本当に必要なのか適応は慎重に判断しましょう．それでも使うときは
サイレース®静注2 mg/1 mL（1A）＋生食100 mLをSpO_2モニター下で点滴，入眠止め．

指導医：もっと睡眠薬の使い分けや睡眠の治療に興味が湧いてきたらぜひ精神科ローテも選択してくださいね，お待ちしています☆

研修医：あはは，しっかり勧誘されてしまいました！

文献・参考文献

1) Lemola S, et al：Adolescents' electronic media use at night, sleep disturbance, and depressive symptoms in the smartphone age. J Youth Adolesc, 44：405-418, 2015
2) Chang AM, et al：Evening use of light-emitting eReaders negatively affects sleep, circadian timing, and next-morning alertness. Proc Natl Acad Sci U S A, 112：1232-1237, 2015
3) Burkhart K & Phelps JR：Amber lenses to block blue light and improve sleep：a randomized trial. Chronobiol Int, 26：1602-1612, 2009
4) Gringras P, et al：Bigger, Brighter, Bluer-Better? Current Light-Emitting Devices - Adverse Sleep Properties and Preventative Strategies. Front Public Health, 3：233, 2015
5) Lawrenson JG, et al：The effect of blue-light blocking spectacle lenses on visual performance, macular health and the sleep-wake cycle：a systematic review of the literature. Ophthalmic Physiol Opt, 37：644-654, 2017
6) 睡眠障害対処12の指針 http://www.suimin.net/data/images/guide/guide.pdf
7) Gray SL, et al：Benzodiazepine use and physical disability in community-dwelling older adults. J Am Geriatr Soc, 54：224-230, 2006
8) Tom SE, et al：Nonbenzodiazepine Sedative Hypnotics and Risk of Fall-Related Injury. Sleep, 39：1009-1014, 2016
9) 厚生労働科学研究・障害者対策総合研究事業「睡眠薬の適正使用及び減量・中止のための診療ガイドラインに関する研究班」および日本睡眠学会・睡眠薬使用ガイドライン作成ワーキンググループ：睡眠薬の適正な使用と休薬のための診療ガイドライン．2013 http://www.jssr.jp/data/pdf/suiminyaku-guideline.pdf
10) Kan CC, et al：Determination of the main risk factors for benzodiazepine dependence using a multivariate and multidimensional approach. Compr Psychiatry, 45：88-94, 2004
11) Markota M, et al：Benzodiazepine Use in Older Adults：Dangers, Management, and Alternative Therapies. Mayo Clin Proc, 91：1632-1639, 2016
12) Rickels K, et al：Long-term diazepam therapy and clinical outcome. JAMA, 250：767-771, 1983

山本玲美子（Remiko Yamamoto）

慶應義塾大学医学部 精神・神経科学教室，東京武蔵野病院 精神科

精神科医の修行と3人の子育てに奮闘中！ この原稿も深夜に眠い目をこすりつつ赤子を抱っこしながら書いています．

Book Information

本当にわかる
精神科の薬はじめの一歩 改訂版

**具体的な処方例で経過に応じた
薬物療法の考え方が身につく！**

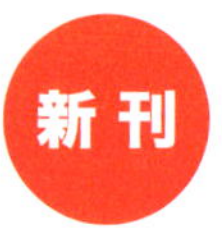

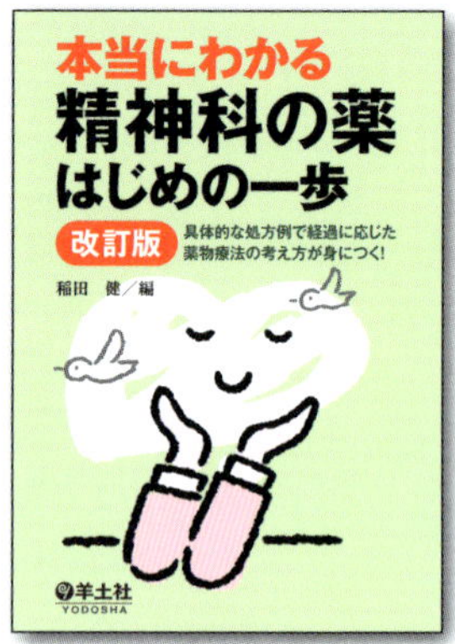

編集／稲田 健

□ 定価（本体 3,300円＋税） □ A5判 □ 285頁 □ ISBN978-4-7581-1827-9

- プライマリケアで役立つ向精神薬の使い方を，キホンに絞ってやさしく解説！
- 具体的な処方例で，薬の使い分け，効果や副作用に応じた用量調整，やめ時，減らし方，処方変更など処方のコツやポイントがわかる

好評書の改訂版！ 新薬追加，適応拡大を反映しアップデート

改訂第3版
ステロイドの選び方・使い方ハンドブック

編集／山本一彦

□ 定価（本体 4,300円＋税） □ B6判 □ 375頁 □ ISBN978-4-7581-1822-4

- 具体的な処方例・幅広い疾患の解説などいいところはそのままに，内容のアップデートを行い，新規項目を追加．
- 対応疾患は48！ さらに充実の1冊となりました．

「ステロイドの実用書といえばこの1冊」の大好評書が改訂！

病態で考える
薬学的フィジカルアセスメント

41の主訴と症候から行うべきアセスメントがわかる

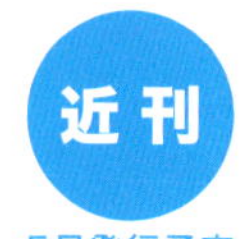

5月発行予定

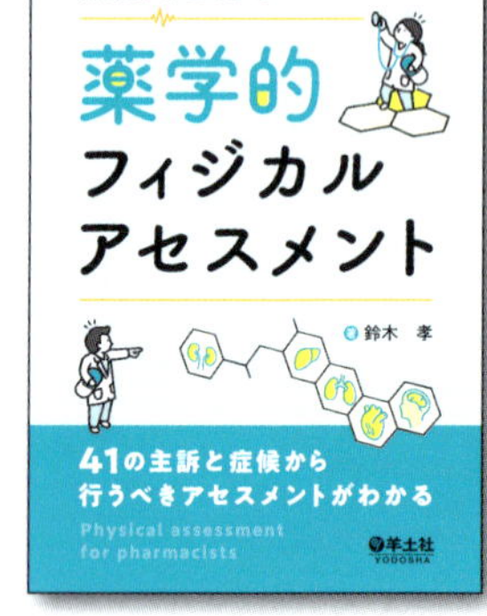

著／鈴木 孝

□ 予価（本体 3,800円＋税） □ B5判 □ 約290頁 □ ISBN978-4-7581-0940-6

- 41に及ぶ主訴・症候ごとに，考えられる原因疾患を病態をふまえて解説！
- 病態把握のために必要なアセスメントと方法，評価を根拠から解説！
- よりよい薬物治療，薬学的管理にすぐに活かせる！

症状に応じた適切なフィジカルアセスメントで，病態把握に役立つ！

発行 羊土社 YODOSHA
〒101-0052 東京都千代田区神田小川町2-5-1 TEL 03(5282)1211 FAX 03(5282)1212
E-mail：eigyo@yodosha.co.jp
URL：www.yodosha.co.jp/

ご注文は最寄りの書店，または小社営業部まで

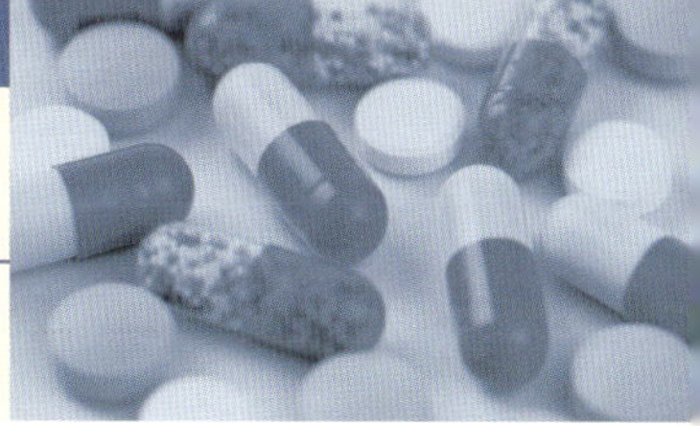

消化性潰瘍治療薬の使い方

福井広一，三輪洋人（兵庫医科大学　内科学・消化管科）

◆薬の使い方のポイント・注意点◆

- 潰瘍の重症度を判断した後，治療薬が選択される
- 初期治療ではプロトンポンプ阻害薬（PPI）が第一選択となる
- PPIが使用できない場合，H_2受容体拮抗薬，選択的ムスカリン受容体拮抗薬，防御因子増強薬が用いられる
- *H.pylori*感染に伴う消化性潰瘍の再発予防として除菌療法を行う
- NSAIDs起因性消化性潰瘍の治療にはPPIやプロスタグランジン製剤の投与を行う

1．はじめに

消化性潰瘍はさまざまな診療の場面で頻繁に遭遇する疾患である．消化性潰瘍の治療を行うには，その病態を理解し，重症度や緊急性を早急に判断して適切な治療法や治療薬を選択する必要がある．本稿では，消化性潰瘍の原因・病態に応じた治療に加え，その再発予防に向けた治療についても概説する．

2．消化性潰瘍の病態と重症度

消化性潰瘍のほとんどは*H. pylori*（*Helicobacter pylori*）感染に伴う胃炎，または非ステロイド性抗炎症薬（non-steroidal anti-inflammatory drugs：NSAIDs）による消化管粘膜傷害が原因となって発症する．消化性潰瘍は内視鏡所見によって活動期，治癒期，瘢痕期に病期分類される（**図**）．活動期の潰瘍では出血のリスクが高く，出血している場合は当然ながら，その時点では出血していなくとも露出血管が認められる場合には内視鏡的止血術が考慮される．出血のリスクが低い潰瘍に対しては，次項に述べる治療薬が選択される．

3．消化性潰瘍治療薬の選択

消化性潰瘍に対する初期治療の基本は，潰瘍の攻撃因子である酸を抑制して潰瘍治癒を促進させることであり，酸分泌抑制作用を示すプロトンポンプ阻害薬（proton pump inhibitor：PPI）が第一に選択される．併用が注意または禁忌とされる薬を内服しているためPPIを第一選択とできない場合は，第二選択としてH_2受容体拮抗薬，選択的ムスカリン受容体拮抗薬，防御因子増強薬などを用いる[1]．

特にNSAIDs起因性消化性潰瘍の場合には，粘膜防御因子が不足していることが多く，PPIに加えてプロスタグランジン製剤も有効である．近年では，PPIより強い酸分泌抑制効果を示すカリウムイオン

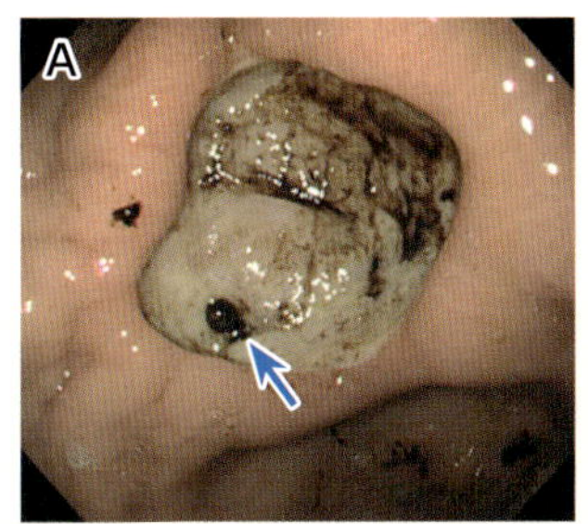

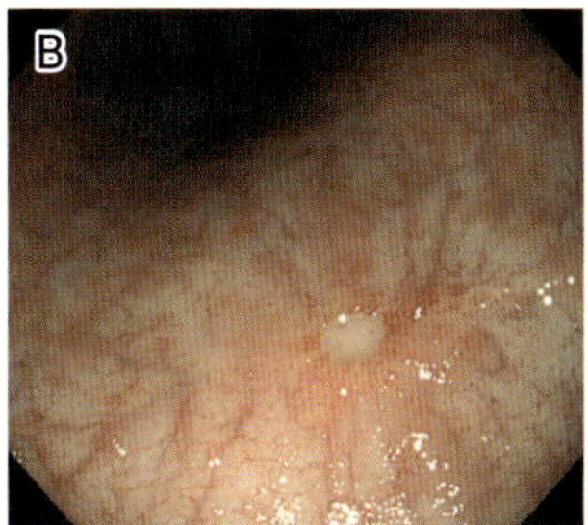

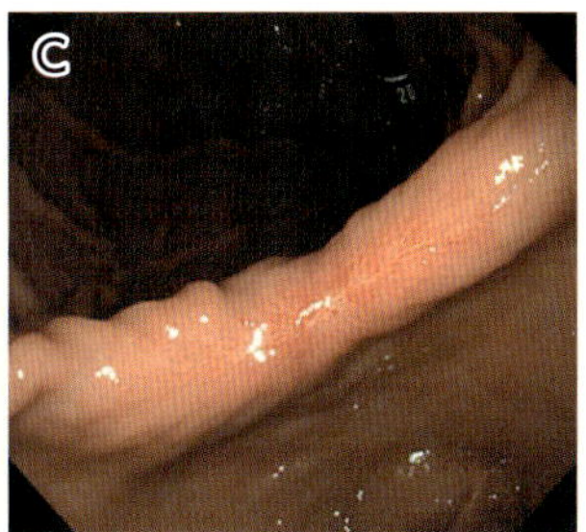

図　胃潰瘍の内視鏡像
A：活動期，➡は露出血管，B：治癒期，C：瘢痕期．

表1　消化性潰瘍に対する初期治療薬

第一選択薬		
プロトンポンプ阻害薬（胃潰瘍は8週間まで，十二指腸潰瘍は6週間まで投与）	オメプラゾール	1回20 mg（1錠），1日1回
	ランソプラゾール	1回30 mg（1錠），1日1回
	ラベプラゾールナトリウム	1回10 mg（1錠），1日1回
	エソメプラゾール	1回20 mg（1カプセル），1日1回
第二選択薬（プロトンポンプ阻害薬が使用できない場合）		
H_2受容体拮抗薬	シメチジン	1回400 mg（200 mgを2錠），1日2回
	塩酸ラニチジン	1回150 mg（1錠），1日2回
	ファモチジン	1回20 mg（1錠），1日2回
	塩酸ロキサチジンアセタート	1回75 mg（1カプセル），1日2回
	ニザチジン	1回150 mg（1錠），1日2回
	ラフチジン	1回10 mg（1錠），1日2回
選択的ムスカリン受容体拮抗薬	塩酸ピレンゼピン	1回25 mg（1錠），1日3～4回
防御因子増強薬	スクラルファート	1回1～1.2 g（細粒），1日3回
	ミソプロストール	1回200 μg（1錠），1日4回
近年開発された治療薬		
カリウムイオン競合型アシッドブロッカー（胃潰瘍は8週間まで，十二指腸潰瘍は6週間まで投与）	ボノプラザン	1回20 mg（1錠），1日1回

競合型アシッドブロッカー（potassium-competitive acid blocker：P-CAB）が開発され，消化性潰瘍の治療に用いられることもある（**表1**）．

4．消化性潰瘍の予防

1）*H. pylori*感染に伴う消化性潰瘍の再発予防

*H. pylori*感染に伴う胃・十二指腸潰瘍は約70～90％で再発をきたすが，*H. pylori*の除菌成功例では再発率が1～2％に抑えられる[2]．したがって，消化性潰瘍を認めた場合，*H. pylori*感染の判定を行い，陽性であれば除菌療法が推奨される．一次除菌療法はPPI＋アモキシシリン＋クラリスロマイシンの3剤で行われ，除菌不成功例に対しては二次除菌療法としてPPI＋アモキシシリン＋メトロニダゾールの3剤療法が行われる．これらは保険適応として承認されている（**表2**）．また最近では，PPIをP-CABに置き替えた3剤療法も行われている．除菌療法の主な副作用としては，下痢，味覚異常，肝機能異常などがあり，アレルギー反応（特にアモキシシリン）には注意を要する．

2）NSAIDs起因性消化性潰瘍の予防

超高齢社会を迎え，虚血性心疾患，脳血管障害，慢性疼痛を伴う整形外科疾患の罹患患者数が増加し，低用量アスピリン（low-dose aspirin：LDA）を含むNSAIDsの使用頻度が高まっている．NSAIDs起因性消化性潰瘍の治療はまずNSAIDsの中止であるが，中止が不可能な場合も多い．その場合はPPIあるいはプロスタグランジン製剤の投与を試みる[1]．

*H. pylori*感染はNSAIDs起因性消化性潰瘍発生の危険因子であり，NSAIDsの投与が予定されている場合は除菌療法がNSAIDs起因性消化性潰瘍の発症予防に有効である．しかし，NSAIDs継続投与中では有意な予防効果がなく，PPI投与の方が有用である[3]．

5．まとめ

本稿では，消化性潰瘍の病態理解に重要なポイントを概説し，その治療と再発予防に関して述べた．詳細に関しては，消化性潰瘍診療ガイドライン2015（改訂第2版）[1]を参照いただきたいが，実地臨床最前線の医師にとって，本稿が消化性潰瘍治療の要点を簡便に理解するための一助になれば幸いである．

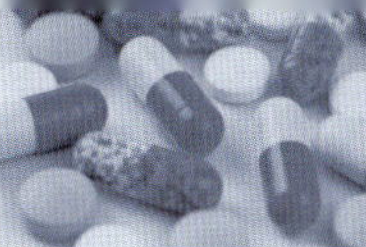

表2　*H. pylori* 除菌療法

一次除菌療法		
①	ランソプラゾール	1回30 mg〔1カプセル（錠）〕
	オメプラゾール	1回20 mg（1錠）
	ラベプラゾール	1回10 mg（1錠）
	エソメプラゾール	1回20 mg（1カプセル）
	ボノプラザン	1回20 mg（1錠）
②	アモキシシリン	1回750 mg（250 mgを3錠）
③	クラリスロマイシン	1回200 mg（1錠）または400 mg（200 mgを2錠）
①のうち1つと②，③の計3剤を1日2回，朝，夕食後に7日間投与する		
二次除菌療法		
①	ランソプラゾール	1回30 mg〔1カプセル（錠）〕
	オメプラゾール	1回20 mg（1錠）
	ラベプラゾール	1回10 mg（1錠）
	エソメプラゾール	1回20 mg（1カプセル）
	ボノプラザン	1回20 mg（1錠）
②	アモキシシリン	1回750 mg（250 mgを3錠）
③	メトロニダゾール	1回250 mg（1錠）
①のうち1つと②，③の計3剤を1日2回，朝，夕食後に7日間投与する		

引用文献

1）「消化性潰瘍診療ガイドライン2015 改訂第2版」（日本消化器病学会/編），南江堂，2015
2）Miwa H, et al：Recurrent peptic ulcers in patients following successful Helicobacter pylori eradication：a multicenter study of 4940 patients. Helicobacter, 9：9-16, 2004
3）Vergara M, et al：Meta-analysis：role of Helicobacter pylori eradication in the prevention of peptic ulcer in NSAID users. Aliment Pharmacol Ther, 21：1411-1418, 2005

【著者プロフィール】
福井広一（Hirokazu Fukui）
兵庫医科大学 内科学・消化管科

三輪洋人（Hiroto Miwa）
兵庫医科大学 内科学・消化管科

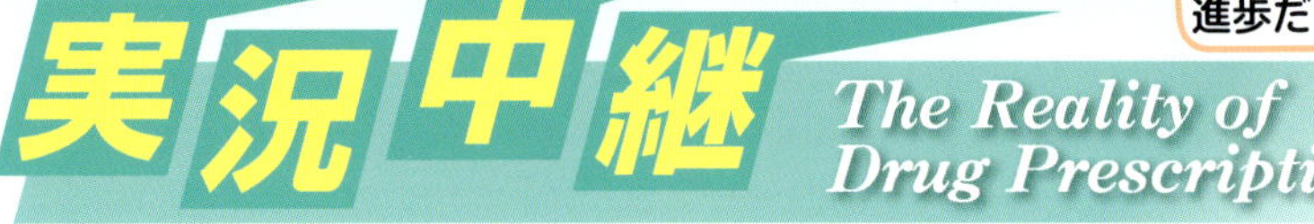

循環器セミナー 実況中継

The Reality of Drug Prescription

the great debates from CADET

ステントの進歩は抗血小板療法の進歩だ！

本連載はCarDiovascular Education Team（CADET）による若手医師のための循環器教育セミナーを再構成してお届けします．

監修／西原崇創　編著／山根崇史，西原崇創，田中寿一，永井利幸，水野 篤，香坂 俊

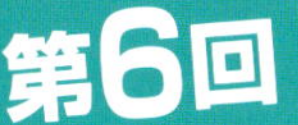

第6回 循環器関連薬剤⑥ 脂質異常症治療薬と抗血小板療法：後編

はじめに

前編（2018年4月号）のスタチンに続き，今回は抗血小板薬の話になります．抗血小板薬に関しては，特にステント留置後の抗血小板薬2剤併用療法（dual antiplatelet therapy：DAPT）について現在もさかんに議論されています．冠動脈狭窄が進行して狭心症を認めたり，急性冠症候群（acute coronary syndrome：ACS）を発症した場合，血行再建が選択されます．血行再建の黎明期にはバルーンで拡張（plain old balloon angioplasty：POBA）するだけでした．POBA後の病変部の開大メカニズムは，当初は**「plaque compression（プラークの圧排）」**であると考えられていましたが，後にその機序は**「血管の伸展，プラークの解離および移動」**であることが明らかになりました．また術後遠隔期にかけて逆に血管収縮（negative remodeling）することが再狭窄の大きな要因であることが示され，その抑制のためにステント留置が行われることになりました．もともとPOBAだけの時代には30～50％の症例で再狭窄を認めていましたが，金属ステント（bare metal stent：BMS）を留置することで20～30％まで減少しました．しかし血管内にステントという異物を留置することにより，結果として術後に抗血小板療法を行う必要性が出てきました．今回は，DAPTが必要となったその背景を振り返りながら，現在までの流れを確認したいと思います．

1 薬剤溶出型ステントの登場，そしてステント血栓症

山 根 ステント（BMS）留置後，アスピリン単剤，あるいはアスピリンとワルファリンの2剤，もしくはアスピリンとチエノピリジン（いわゆる“DAPT”）の3群間で比較すると，明らかにDAPT群の方がステント留置後1カ月間のイベントが少ない結果となりました[1]．これがDAPTの歴史のはじまりであり，金属ステント留置後1カ月間は継続するよう推奨されるようになりました．DAPTが必要になるという弊害は生じたものの，20～30％の再狭窄率をさらに改善させるニーズが強かったため，あらかじめ内膜増殖を抑える薬剤が塗ってある薬剤溶出型ステント（drug eluting stent：DES）が開発されました．その効果は劇的で，治療

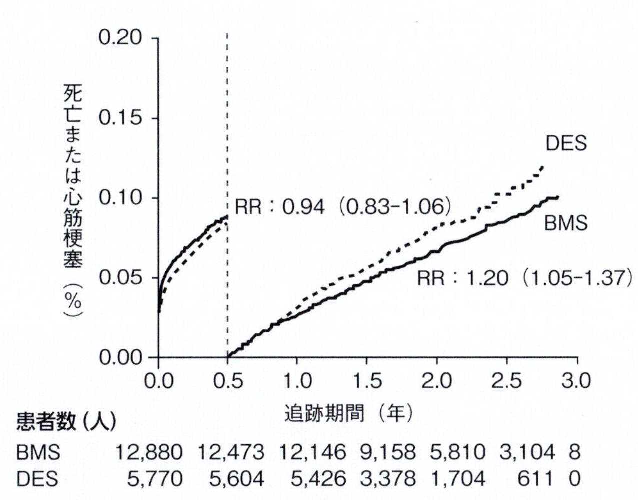

図1　海外におけるDESとBMSの比較試験
文献3より引用.

後の再狭窄率は10％前後と明らかに低下しました．その反面，ステント留置3～6カ月後に血管内視鏡でステント内を観察すると，通常の金属ステントの場合，ほぼ全例でステントは内膜に覆われているのですが，第1世代のDESの場合，ほとんどの症例で金属が露出しているということがわかりました[2)].

第1世代のDESであるCypherステントが出た当時は，添付文書上DAPTの継続期間は3カ月でした．ところが，2007年に行われたDAPT継続期間を6カ月としてDESとBMSを比較した試験では心筋梗塞や全死亡がDES群で悪化傾向を示し，しかもその差が年々拡大していくという結果になりました（図1）[3)]．その大きな要因としてステント血栓症が年率0.5％発症することが報告されました．本邦のJ-Cypher Registryではステント血栓症の発症は年率0.26％と欧米と比較すると約半分ですが，5年経過した後も依然認められました（図2）[4)].

ステント血栓症はそれほど重症なものなのか？ と疑問に思われるかもしれません．しかしドイツとイタリアの3施設で第1世代のDESが留置された2,300人を9カ月フォローした結果，その間発症したステント血栓症は1.3％で，そのうち約半数が亡くなっており，非常に致死率の高いイベントであることもわかりました[5)]．このように致死率の高いイベントが年々一定頻度で起こり続けるという事実が報告され，当時は戦慄が走りました．このような結果を受けて，DES留置後はDAPTを最低1年間継続することが推奨されました．また，ステント血栓症のリスクが高い場合，可能な限りDAPTを継続することが推奨され，その後ステント血栓症の高リスク因子にはどのようなものがあるのかが世界中で検証されることとなりました．

参加者A 最近のDESはかなり進歩し，血栓症も減ったと聞いています．やはりDAPTの継続期間は短い方が安心だと思いますが，いかがでしょうか？

山　根 臨床家の感覚からすると，まさにその通りで安全性が重要ですよね．では最近の動向を紐解いていきましょう．

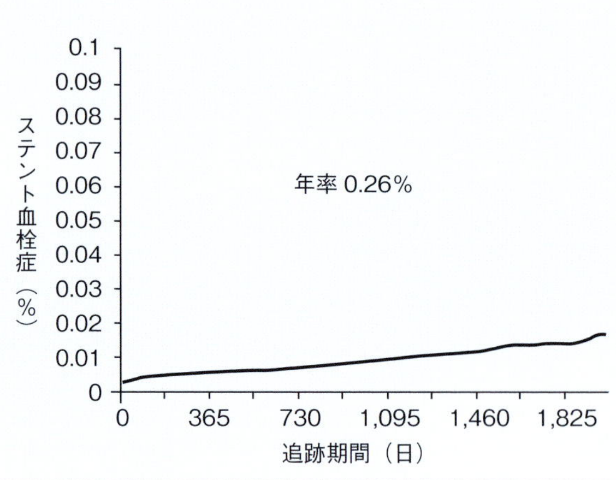

追跡期間（日）	30	365	730	1,095	1,460	1,825
ステント血栓症の累積罹患率（%）	0.34 %	0.55 %	0.76 %	1.03 %	1.33 %	1.6 %
患者数（人）　12,812	12,627	11,967	10,813	9,244	7,640	4,431

図2　J-Cypher Registryのステント血栓症の追跡研究
文献4より引用.

2 虚血性イベント VS 出血

山根 第1世代のDESの問題点は，再狭窄を抑えるための薬剤の効果が強すぎたことです．ステントが新生内膜により被覆されるのを過剰に抑えすぎたことでステント血栓症が発症すると考えられました．これまでの反省をいかして登場した第2世代のDESは再狭窄率を増加させることなく，ステント血栓症は第1世代のDESと比較して少ない傾向にありました．それと同時にDAPTを長期間継続するケースが増えたことで，消化管出血や脳出血など出血性合併症の問題が注目されるようになりました．実際，ステント血栓症よりはるかに多くの出血性合併症に遭遇することとなり，DAPTの継続期間を短縮できないかとさまざまな試験が行われるようになりました．多くの試験では継続期間を短縮してもステント血栓症を含めた心血管イベントは増加せず，むしろその期間が長いほど出血性合併症が増加するという結果でした．このような結果を反映して現在ガイドラインでもACS以外であればDES留置後のDAPTの期間は6カ月が推奨されています．

西原 DAPTの継続期間についてですが，ガイドライン[6]ではminimumとかat leastとかいう表現が用いられ，必ずしも短期間でのDAPT中止を推奨していないと思われるのですが，いかがでしょうか？

山根 2014年のDAPT試験[7]ではDAPTの期間12カ月群と30カ月群で比較し，30カ月群の方がステント血栓症が少ない結果でした．つまり，なかには長期間のDAPTが必要な場合があることは間違いありません．また，PARIS試験[8]ではDAPTの期間に関して主治医が不要と判断して中止することは問題ありませんが，主治医の判断によらず中断せざるを得なかった

表　DAPTスコア

	点数
年齢：75歳以上	−2
65歳以上75歳未満	−1
65歳未満	0
喫煙	1
糖尿病	1
心筋梗塞患者	1
PCI歴または心筋梗塞の既往あり	1
パクリタキセル溶出型ステント使用	1
ステント径＜3 mm	1
慢性心不全またはLVEF＜30％	2
静脈グラフトPCI	2

合計点が2点以上であれば長期間のDAPTを推奨．
合計点が2点未満であれば短期間のDAPTを推奨．
PCI：percutaneous coronary intervention（経皮的冠動脈インターベンション）
文献9より引用．

場合にはイベントが増えることが報告されています．

ガイドラインでは出血リスクが高い場合には短期間，出血リスクが低く心血管イベントのリスクが高ければより長期間の継続を行うように記載されており，DAPTの継続期間は患者の背景を考慮したうえで主治医にその判断が委ねられているというのが現実です．

3 どうやってリスクを判断するべきか？

香坂 DAPTスコアは使っていますか？

山根 現場では使われていることは少ない印象です．心房細動はCHA_2DS_2-VAScやHAS-BLEDが浸透しており，ガイドラインでもスコアに基づいた診療が推奨されています．DAPTスコア（表）[9] は先ほどのDAPT試験をもとに作成されたもので，2点以上の場合は出血性イベントを増加させることなく長期のDAPT継続が可能で，虚血性イベントを減少させることが期待できます．一方で，2点未満の場合，長期間DAPTを継続しても虚血性イベントを低下させることはなく，むしろ出血性イベントが上昇するという結果でした．若干覚えにくいものの，現実にDAPT期間を考慮するうえで有用なツールの1つだと思います．

今後はDAPTに関しても，ステント血栓症のリスクや出血リスクを推測するスコアが普及し，それに基づいたガイドラインが作成されると非常に助かるのではないかと思います．

4 さいごに

一時期は可能な限り継続すべきであったDES留置後のDAPTですが，ステントの安全性が改善したことと，出血性イベントに対する懸念から短縮される傾向にあります．

しかし，その期間については主治医が慎重に判断して決めているため，安易に中止することなく必ず主治医に確認するようにしましょう．

まとめ：ステントの進化とともにDAPT継続期間も変遷してきている．患者にとって必要な継続期間を十分に考慮せよ！

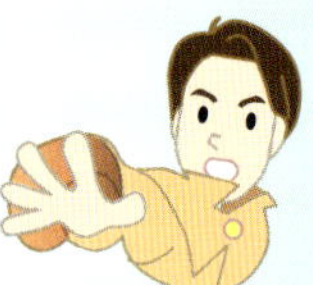

- DAPT継続期間は出血リスクを考慮しよう
- 安易な中止は合併症の原因となるため，事前に主治医と相談しよう

文　献

1) Leon MB, et al：A clinical trial comparing three antithrombotic-drug regimens after coronary-artery stenting. Stent Anticoagulation Restenosis Study Investigators. N Engl J Med, 339：1665-1671, 1998
2) Kotani J, et al：Incomplete neointimal coverage of sirolimus-eluting stents：angioscopic findings. J Am Coll Cardiol, 47：2108-2111, 2006
3) Lagerqvist B, et al：Long-term outcomes with drug-eluting stents versus bare-metal stents in Sweden. N Engl J Med, 356：1009-1019, 2007
4) Kimura T, et al：Very late stent thrombosis and late target lesion revascularization after sirolimus-eluting stent implantation：five-year outcome of the j-Cypher Registry. Circulation, 125：584-591, 2012
5) Iakovou I, et al：Incidence, predictors, and outcome of thrombosis after successful implantation of drug-eluting stents. JAMA, 293：2126-2130, 2005
6) Levine GN, et al：2016 ACC/AHA Guideline Focused Update on Duration of Dual Antiplatelet Therapy in Patients With Coronary Artery Disease：A Report of the American College of Cardiology/American Heart Association Task Force on Clinical Practice Guidelines. J Am Coll Cardiol, 68：1082-1115, 2016
7) Mauri L, et al：Twelve or 30 months of dual antiplatelet therapy after drug-eluting stents. N Engl J Med, 371：2155-2166, 2014
8) Mehran R, et al：Cessation of dual antiplatelet treatment and cardiac events after percutaneous coronary intervention（PARIS）：2 year results from a prospective observational study. Lancet, 382：1714-1722, 2013
9) Yeh RW, et al：Development and Validation of a Prediction Rule for Benefit and Harm of Dual Antiplatelet Therapy Beyond 1 Year After Percutaneous Coronary Intervention. JAMA, 315：1735-1749, 2016

Profile

西原崇創（Shuzo Nishihara）
東京医科大学八王子医療センター 循環器内科

田中寿一（Toshikazu Tanaka）
東京慈恵会医科大学 循環器内科

水野　篤（Atsushi Mizuno）
聖路加国際病院 循環器内科

山根崇史（Takafumi Yamane）
神戸市立医療センター中央市民病院
循環器内科

永井利幸（Toshiyuki Nagai）
北海道大学大学院 医学研究院
循環病態内科学

香坂　俊（Shun Kohsaka）
慶應義塾大学病院 循環器内科

Book Information

こんなにも面白い医学の世界 からだのトリビア教えます

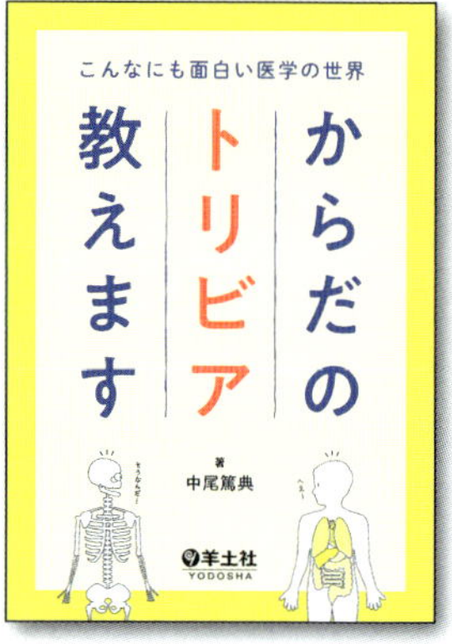

新刊

著／中尾篤典

□ 定価(本体 1,000円+税)　□ A5判　□ 88頁　□ ISBN978-4-7581-1824-8

- お酒を飲んだあと〆のラーメンが食べたくなるワケ，ゴッホの絵が黄色っぽい理由とは？バンジージャンプは失明を引き起こす？など，思わず誰かに教えたくなる医学の雑学「トリビア」を1冊にまとめました.

へぇーそうだったんだ！誰かに教えたくなること必至！

確実に身につく PCIの基本とコツ 第3版

新刊

カラー写真と動画でわかる デバイスの選択・基本手技と施行困難例へのテクニック

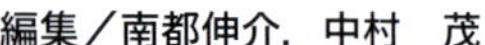

編集／南都伸介，中村　茂

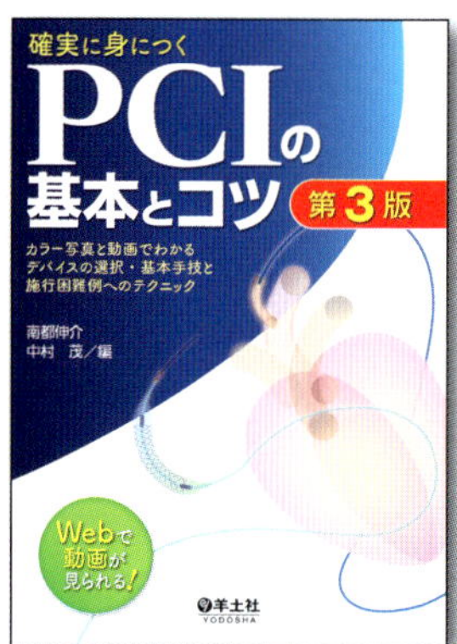

□ 定価(本体 8,800円+税)　□ B5判　□ 366頁　□ ISBN978-4-7581-0758-7

- 新たに紙面をオールカラー化し，Web動画を付録として追加！　豊富な画像・イラストによる手技の解説がよりわかりやすくなりました！
- これから学び始める初心者にも経験豊富な熟練者にもオススメです

PCIの入門&実践マニュアルの定番書，待望の最新版！

よくわかる輸血学　第3版

必ず知っておきたい輸血の基礎知識と検査・治療のポイント

近刊

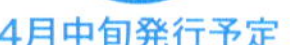

4月中旬発行予定

著／大久保光夫，前田平生

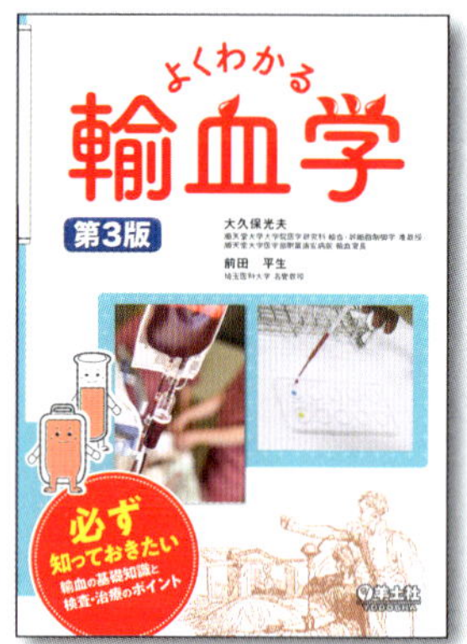

□ 定価(本体 4,200円+税)　□ B5判　□ 207頁　□ ISBN978-4-7581-1832-3

- 安全な輸血のために必須の基礎知識を，コンパクトにわかりやすくまとめました.
- 学生実習や各種認定試験対策にも最適！

大好評の輸血の定番入門書，改訂第3版！

発行　羊土社 YODOSHA

〒101-0052　東京都千代田区神田小川町2-5-1　TEL 03(5282)1211　FAX 03(5282)1212
E-mail：eigyo@yodosha.co.jp
URL：www.yodosha.co.jp/

ご注文は最寄りの書店，または小社営業部まで

こんなにも面白い医学の世界

へぇ そうなんだー

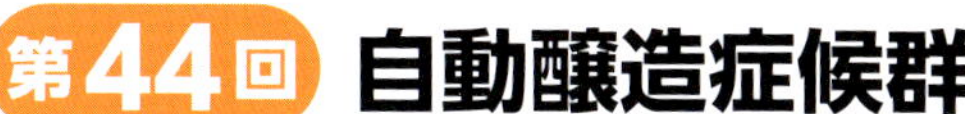

中尾篤典
（岡山大学医学部 救急医学）

第44回 自動醸造症候群

救命救急センターには，不幸にも交通事故に遭ってしまった方も多く運ばれて来ますが，いまだに飲酒や酒気帯び運転が原因となっていることも少なくありません．飲酒検問のときには，アルコール検知器が使われますが，全くアルコールを飲んでいないのに呼気からアルコールが検出される病気があります．

この疾患は，1972年に日本で発見されたと報告されていて，今は「自動醸造症候群（Auto-Brewery Syndrome）」と呼ばれています．極端な食事制限や抗菌薬の使用で腸内細菌のバランスがくずれることにより，腸管内に出芽酵母（イースト菌）が増加し，酵母が糖をアルコールに変換することが原因です．結果的に，食事をするだけで腸内でビールが醸造され酔っぱらってしまうのです[1]．

アメリカのテキサス州に住む61歳の男性の例が報告されていて，彼はアルコールを飲んでいないのに，酩酊のような意識障害をきたして救急外来に運ばれました．妻も病院の医師も，彼のことをCloset Drinker（要するにたんすの中で酒を飲むという意味で，キッチンドリンカーと同じ意味）と思っていたようで，アメリカの飲酒運転の法的上限は0.08％であるにもかかわらず，彼の呼気からは0.33～0.40のアルコールが検出されたのです．

しかし，彼は日曜日の礼拝後にも酩酊するといったエピソードがありました．そこで入院させて何も携帯品を持ち込ませず，病院の一室に24時間隔離して医師が血中アルコール濃度を調べたところ，食後に濃度は0.12％にまで達しました．食事には添加物にわずかにアルコールが含まれていただけでした．便を調べたところ*Saccharomyces cerevisiae*というイースト菌が検出され，炭水化物の発酵が腸の中で起きていることがわかったのです[2]．短腸症候群の小児でも同様の報告があります[3]．

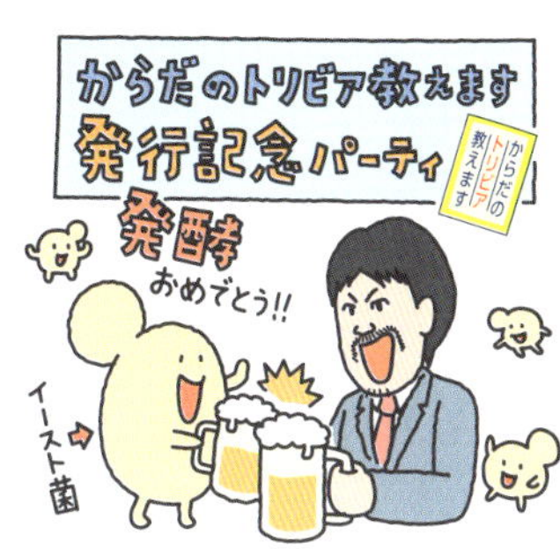

ちなみに，エルシニアなどが原因の感染症では，アンモニアがつくられることがあり，尿路感染などで意識障害が出た場合には，高アンモニア血症を考えておくことも必要です．

文　献

1） K. Iwata：A Review of the Literature on Drunken Syndromes Due to Yeasts in the Gastrointestinal Tract. University of Tokyo Press, pp260-268, 1972

2） Cordell B & McCarthy J：A Case Study of Gut Fermentation Syndrome (Auto-Brewery) with Saccharomyces cerevisiae as the Causative Organism. International Journal of Clinical Medicine, 4：309-312, 2013

3） Logan BK & Jones AW：Endogenous ethanol production in a child with short gut syndrome. J Pediatr Gastroenterol Nutr, 36(3)：419-420, 2003

眼科エマージェンシー こんなときどうする？

研修医も救急外来でよく出会う眼科疾患について，眼科医の考え方・動き方を伝授します！

シリーズ監修 加藤浩晃

第30回 ものが突然二重に見えるようになった！

青木崇倫

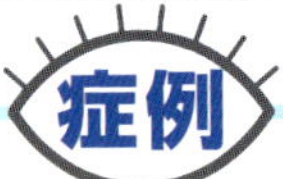

主訴：80歳代，男性．

昨日からものが二重に見えるのと，普段より左眼が開けにくいために来院．痛みや視力低下の自覚症状は特にないが，妻からは左眼が外を向いているように見えると言われた（図1）．高齢のため両側の眼瞼下垂がみられる．15年前からの糖尿病があり，コントロールは現在は良好．

既往歴：糖尿病，高血圧

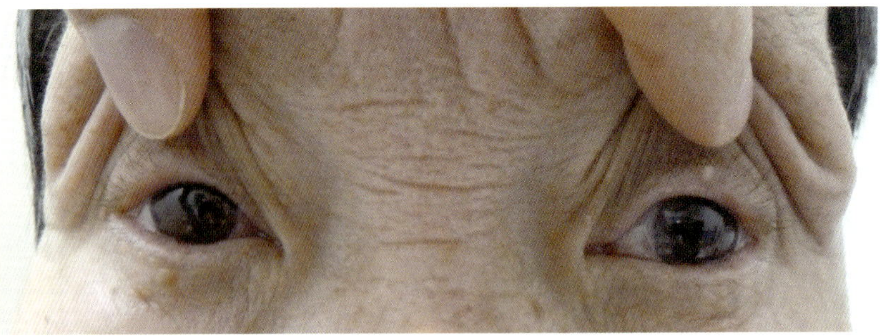

図1　症例：正面視時の眼球の位置，左眼が軽度外転

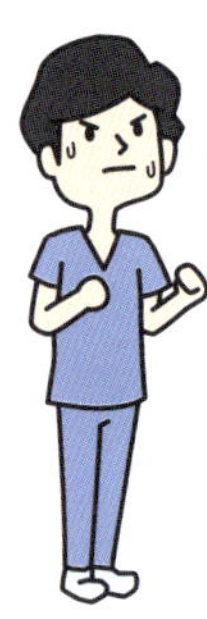

担当研修医の心の声

- ものが二重に見えるのは眼球の筋肉の機能が落ちたからかなぁ
- 脳に病変があるのかも

眼科医の診察と診断

診断：動眼神経麻痺（糖尿病・高血圧による微小循環障害）

疾患のポイント

- 複視の原因疾患は，主に神経原性，筋原性，機械的要因に分けられる．
- 日内変動がある場合には重症筋無力症，甲状腺眼症などが鑑別にあがる．
- 眼球運動を全方向させ，どの筋肉による障害で複視が起こっているかを確認することが重要である（図2）．本症例では動眼神経麻痺により上直筋，下直筋，内直筋，下斜筋が障害されているため眼球が外を向いている．動眼神経麻痺では，これら動眼神経支配の筋肉が障害されるが，すべてが障害されないこともある．

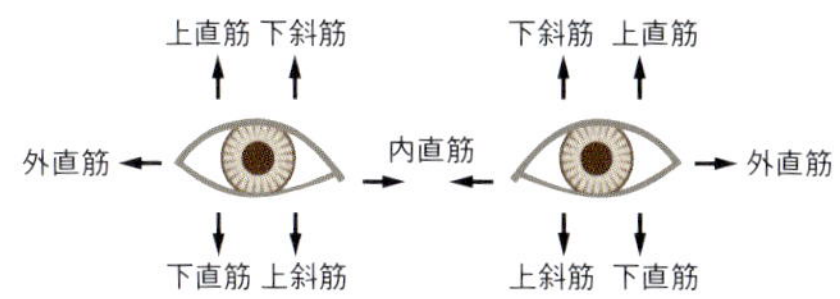

図2　眼球運動と外眼筋
文献1より引用．

診察のポイント

- 動眼神経麻痺をきたすと，正面視で外斜視を示し，内転制限，上転制限，下転制限が生じる．また，眼瞼下垂（上眼瞼挙筋障害），散瞳（瞳孔括約筋障害）をきたすが，完全麻痺でないとすべての症状が出ないこともある．
- 鑑別疾患として高血圧，糖尿病による微小循環障害，脳血管障害（中脳領域），脳動脈瘤，腫瘍，炎症性，外傷性があげられる．特に散瞳をしていると，頭蓋内病変による可能性が高く，脳梗塞，脳出血，脳動脈瘤の除外が重要になる．

診断に必要な検査

- 病歴聴取：外傷歴，既往症，日内変動
- 眼位・眼球運動：正面視や9方向の眼球運動障害の確認
- CT・MRI：脳動脈瘤や脳梗塞，脳出血の除外が必要（本症例では頭蓋内病変なし）

初期対応

動眼神経麻痺の半数以上は微小循環障害によるもので，経過観察にて改善することが多い．初診時に，頭蓋内疾患を除外することが非常に重要で，脳卒中の場合は複視以外にも頭痛やその他の神経症状が出ることが多いが，脳動脈瘤は症状が複視だけであることもある．複視をきたす場合は必ず，頭蓋内病変を除外することを心がける．

目標

- 頭蓋内病変の除外．

初期対応のポイント

- 微小循環障害によるもので経過観察（翌日眼科を受診するように説明）．
  ※頭蓋内病変がある場合は病変に即した治療

患者さんへの説明

- 頭蓋内病変は画像所見では否定的で，複視の定量的な評価や精査が必要であり，翌日眼科を受診するように説明する．

コンサルテーション

- 頭蓋内病変がない場合はCT・MRIのデータを添付し眼科へコンサルト．
  ※頭蓋内病変がある場合は病変に即した治療

文献
1)「これだけで眼科がわかる！ プライマリ・ケア医＆救急医のための眼科診療ガイド」（加藤浩晃/著），メディカ出版，2015

青木崇倫（Takanori Aoki）
京都府立医科大学 眼科学教室

加藤浩晃（Hiroaki Kato）
京都府立医科大学 眼科学教室

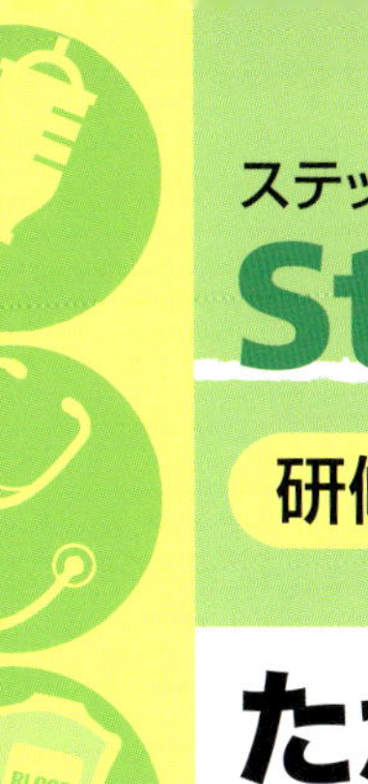

ステップ ビヨンド レジデント

Step Beyond Resident

第175回

研修医は読まないで下さい!?

研修医はこの稿を読んではいけません．
ここは研修医を脱皮？した医師が，研修医を指導するときの参考のために読むコーナーです．研修医が読んじゃうと上級医が困るでしょ！

たかが発熱，されど発熱 Part3

～乳児の発熱…勘弁して！～

福井大学医学部附属病院救急科・総合診療部　林　寛之

おチビちゃんの発熱を自信をもって診ましょう！

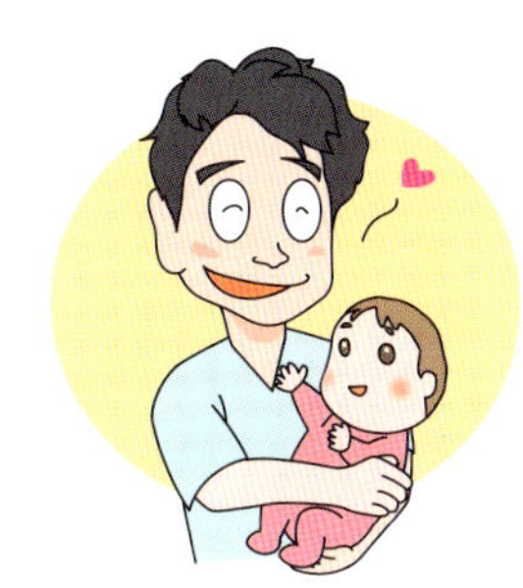

赤ちゃんは実にかわいい．子どもは3歳までに親にその恩をすべて返してしまうという．最初の3年で至極の子育てを味わうことができる．その後思春期を迎え，更年期障害で下り坂の親とバトルをするのも，独り立ちするための成長の証というけれども，真剣に喧嘩をしてしまう親も大人げないと感じつつ，ぶちぎれちゃうんだよねぇ．自分の命よりも大事な赤ん坊が熱を出した日には，医者だってただの素人親になってしまう，またはプロの見栄もあって「大丈夫，大丈夫」と様子をみていたらとんでもない肺炎になってしまっていて，妻から医者としての力量をさげすまれることになってしまう．あるある…だよねぇ．さて，ただでさえ壊れそうなちびっこ（生後≦90日）が発熱したら，あなたは冷静に対応できますか？

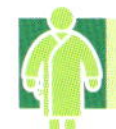

患者C　生後1.5カ月　女児　　発熱

発熱を主訴に患児Cが救急外来に連れられてきた．お乳の飲みが悪いので，家で熱を測ったら38.8℃あったという．家族で発熱している人はいない．満期産で成育歴は問題なし．

救急外来では体温37.8℃で，比較的元気であり，診察上明らかな異常は指摘できなかった．研修医Kは，さてこんなにちっこい赤ちゃんをどう料理…いや，どうしたらいいのか皆目見当がつかなかった．

研修医K「いや，今は大して熱があるとは思えないですしねぇ．あ，家では熱があったんですね．生まれたてですし，とりあえず入院して検査しましょうか．あ，腰椎穿刺とか血液培養とかいっぱいしないと不安ですしねぇ…（僕が不安なんですけどねぇ）」

ノラリクラリとした研修医Kの説明に，母親の顔は余計不安になっていくのであった…．

研修医K

「とても元気そうなんですけどね．生後1.5カ月なんてワクチンすら接種してないですし，何考えてるかわかんないですし．○○先生は同じような症例で元気そうだからとこの前帰宅させましたし，△△先生はfull septic work-upやってましたし，どうしたらいいかわかんないですよ」

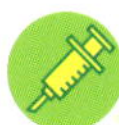 ワクチン新時代はこんなに安全

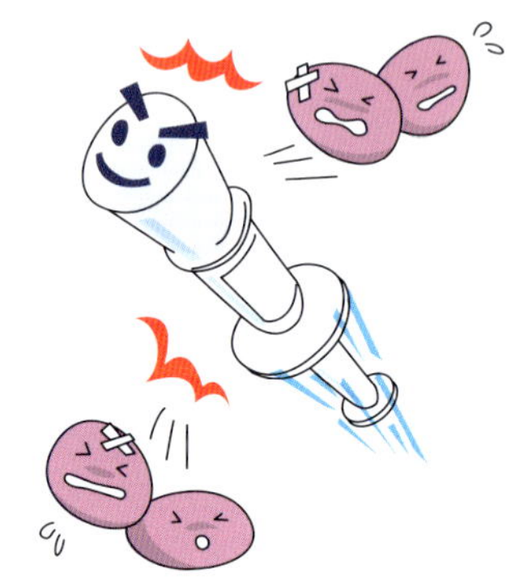

昔は生後2カ月まで（<生後60日）の発熱は無条件に小児科丸投げ，full septic work-upが必須だったが，医療の進歩は目覚ましく，手当たり次第に検査しまくる時代は大きく変遷しつつあるのだ．

ワクチン1つとっても大きく感染症を制覇できるようになってきた．**肺炎球菌ワクチンやインフルエンザ菌b型ワクチンのおかげで，潜在性菌血症が激減した**．今や潜在性菌血症はたったの0.25〜0.4％しかない（Ann Emerg Med, 50：34-41, 2007／Ann Emerg Med, 60：92-93, 2012／Pediatr Emerg Care, 26：448-454, 2010／Acad Emerg Med, 16：220-225, 2009）．血液培養をしてもコンタミネーション（汚染）の方が0.9〜3.6％と高くなる始末だ．肺炎球菌ワクチンとインフルエンザ菌b型ワクチンを2回受けていれば，まず細菌性髄膜炎は起こさないということだ…ってあれ？ 生後3カ月を迎えて初めて2回目のワクチンを受けていることが多い（1回目はちょうど生後60日目以降）ので，ということはやっぱり生後2カ月までは要注意なんだよねぇ．

日本でも2013年に世界に遅れてようやくワクチン（肺炎球菌，インフルエンザ菌b型）が定期接種となり成果をあげている．昔と違って，血液検査にもCRP（感度75.1％，特異度76.1％）やプロカルシトニン（感度76％，特異度70％）が導入され，臨床判断の助けになっている．

ただ**『尿路感染にはワクチンがない！』**ことは肝に銘じておかなければいけない．**どんなときも感染巣がはっきりしない発熱をみたら尿路感染を疑うべし**．2日以上発熱が続いたら，男児は全例（割礼をしていない男児），女児は1歳未満は特に尿路感染を検索しておく必要はある．ま，5歳以下なら元気そうでも熱源不明であれば尿を調べておくといいよ．

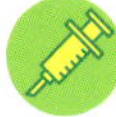 Step by Step approach 〜Yale？ Rochester？ そんなのもう古い！ yeh！〜

sickかsickじゃないのか…それが問題だと言ったのはかの有名なシェークスピア…ではないが，すべての臨床家にとっては大事な格言だ．特に生まれたての乳児となると，プロでもsickかどうかなんてかなり判断が難しい．嫁さんが機嫌がいいかどうかを読みとれるようになるのに長い年月がかかるように，乳児がsickかどうかもかなり熟練の経験値がものをいう（新生児は別問題だけどね）．

特に生後28日までの新生児は出産の影響も手伝って，重症化しやすい．29〜59日まではそれほどでもなく，リスクのある患者に検査をしていけばよい．60日過ぎてしまえば，ひと

表1　怖い細菌感染

重症細菌感染	尿路感染 肺炎 蜂窩織炎
侵襲性細菌感染	髄膜炎 菌血症 敗血症

安心とはいえ，細菌感染はbabyにとっては一大事だ（重症細菌感染）．尿路感染や肺炎を侮ってはいけない．なかなか症状の出ない尿路感染は必ず否定しておきたいし，モヤモヤ感が残るよねぇ．細菌が血液を介して体に広がってしまうとより怖い侵襲性細菌感染（髄膜炎，菌血症，敗血症）となってしまうので，この見逃しはダメチンなのだ（表1）．

生後28日までの新生児に関しては，どんなに元気そうに見えても重症細菌感染の可能性はある（感度21％のみ）．**新生児は決して見た目で判断してはいけない**．新生児では19.4％に重症細菌感染が隠れている．full septic work-upは必須だ（血液検査・培養，尿検査・培養，髄液検査・培養，胸部X線）．

新生児を過ぎたら話は別．Scarfoneらは生後29～56日の発熱患児1,188人に腰椎穿刺をしまくったが，細菌性髄膜炎はたったの1人（0.08％）で，しかもPhiladelphia低リスククライテリアには分類されなかった．したがって低リスクであればこの年齢群は腰椎穿刺をしないというのもアリということだ．腰椎穿刺くらいしちゃえばいいじゃんと思っているあなた，腰椎穿刺の20％は外傷性腰椎穿刺になるか，腰椎穿刺不成功に終わっているんだから，不要な腰椎穿刺は無駄になってしまうだけじゃなく，保護者を不必要に不安にさせてしまうから避けられるものなら極力避けたいよねぇ（Pediatrics, 108：311-316, 2011）．

1）イマイチな世界のクライテリア

一見元気で実は菌血症ってほど怖い話はない．それを見分けるためにさまざまなクライテリアが考案された．でもね，これってほとんど1990年代前半までの研究であり，ワクチン新時代の医療に合わないことがわかる．Rochester（生後60日以下，1984～1992年），Boston（生後28～89日，1987～1990年），Philadelphia（生後29～60日，1987～1992年），Yale observation scale（生後24カ月以下，1980～1981年）など各クライテリアは一定の効果を上げている．あくまでも，「一定…」ですから．

しかしBostonやPhiladelphiaクライテリアではそもそも腰椎穿刺による評価が必須になっているではないか…全例腰椎穿刺してたら何のためのクライテリアなの？ って…なんじゃらほい．

Yale observation scaleは検査をしないで診察だけで判断する点は簡便でいいが，元気そうに見えても潜在性細菌感染が2.5～9.6％もあるので，これだけで大丈夫というのはちょっと無理．**Yale observation scaleが10点以下（生後60日以内）でも，重症細菌感染は9.6％（感度11.6％，陰性的中率90.4％），侵襲性細菌感染は1.8％（感度24.2％，陰性的中率98.2％）と結構見逃す**．じゃ臨床医の勘はどうかというと，「まず細菌感染はないくらい元気でしょう．え？ 多分1％もないんじゃないですか」という評価であっても，重症細菌感染6.4％，侵襲性細菌感染は1.0％とダメダメなのだ．**尿路感染の割合は多く，元気でも熱源不明の発熱では尿**

を調べるべし．生まれたてのbabyは元気かどうかなんて見てくれで判断してはいけないのだ．表情も乏しい，会話もできない，まるで「カオナシ（千と千尋の神隠し）」や「ウルトラマン」の表情を読んで元気がないかどうか判断しましょうって言っているに等しい．

一見元気で実は菌血症？！ どうやって見分ける？

- Rochester，Boston，Philadelphia，Yale observation scale，臨床医の勘…どれもトホホ
- 熱源不明の発熱乳幼児→尿は必ず調べるべし（尿試験紙＋尿培養）

2）生後90日以内は難しいけど…おぉ，救世主？ Step by Step approach

満期産で生来健康な場合，生後90日を過ぎてしまえば，普通に診察していけばいい．熱源不明なら尿検査を行うこと．症例に合わせて，いつも通りに熱源を検索していく．問題なのは生後90日以内のbabyだ．

今や時代の寵児ともいうべきプロカルシトニン．Gomezらは生後90日以内の熱源不明の乳

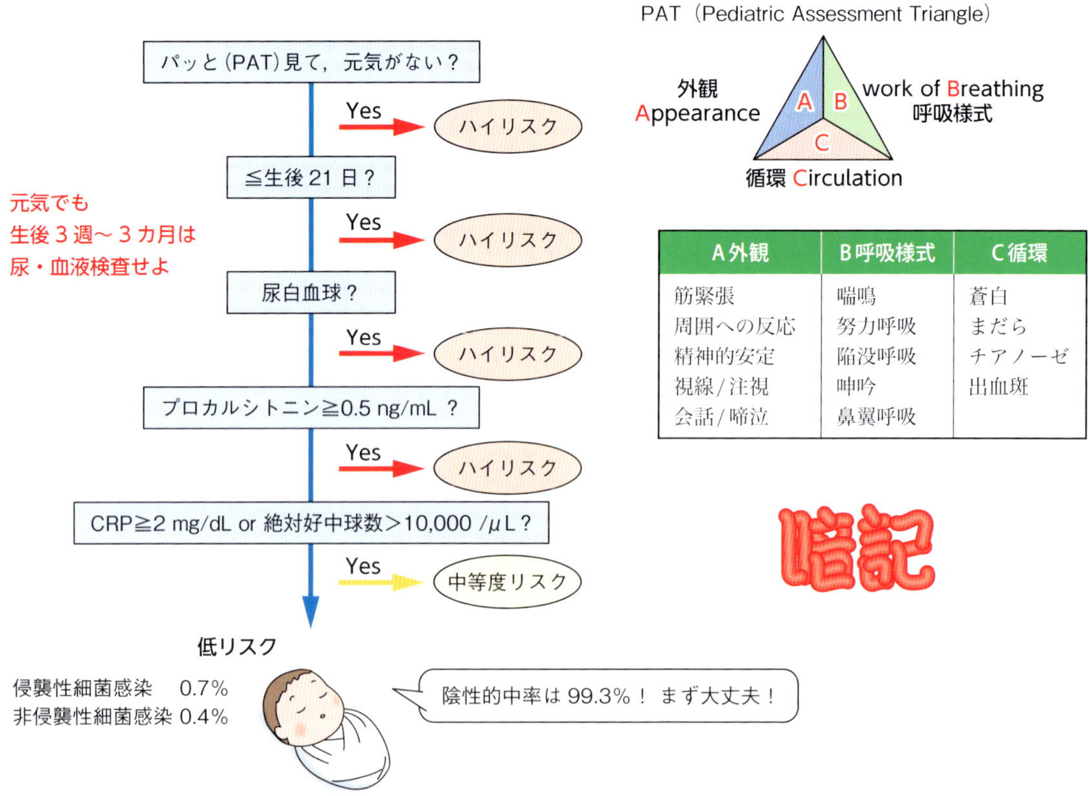

A 外観	B 呼吸様式	C 循環
筋緊張 周囲への反応 精神的安定 視線／注視 会話／啼泣	喘鳴 努力呼吸 陥没呼吸 呻吟 鼻翼呼吸	蒼白 まだら チアノーゼ 出血斑

図1　Step by Step approach：熱源不明生後≦90日（満期産で生来健康なbaby）
Pediatrics, 138：e20154381, 2016.

児をプロカルシトニンも含めて段階的に評価する方法〔Step by Step approach（図1）〕を提唱している．感度は92％，陰性的中率は99.3％と優れもの！ 満期産で妊娠合併症などないbabyで抗菌薬が投与されていない場合に適応すること．

まずパッと見て（PAT：pediatric assessment triangle）ABCを評価する．赤ちゃんは触ると泣いてしまうので，遠巻きにABCを評価するのがコツなんだ．Aは気道ではなくて，Appearance（外観）．外観はTICLSやPALSと覚えて評価しよう（表2）．Bはwork of Breathing（呼吸様式），CはCirculation（循環）で皮膚の色が重要になる．

生後3週（≦21日）まではリスクが高いため，全例ハイリスクとして，full septic work-upを行う（表3）．個人的には生後28日まで，つまり新生児は全例ハイリスクでもいいと思うけどね．培養結果が出るまでエンピリックに抗菌薬を投与する．

やはり多いのは尿路感染症．もはや**熱源不明で尿を調べてないのは打ち首獄門だ**．Step by Step approachでは尿白血球のみ調べているが，ぜひ尿培養も出しておこう．

血液検査はプロカルシトニンの独り勝ち．ウイルス感染では上がってこないのが大きな利点．腎機能が悪い人は上昇してしまうことに注意が必要．

ここまでがハイリスクで，どれかひっかかったらfull septic work-upを行う．さらにイマイチではあるが，CRP（≧2 mg/dL）や絶対好中球数（＞10,000 /μL）を判断に加えることで，どれもなければ侵襲性細菌感染は0.7％，非侵襲性細菌感染は0.4％と限りなくリスクを減らすことができる．CRPや絶対好中球数でひっかかったら中等度リスクとなるが，同様にfull septic work-upを行う．

表2　小児の外観評価 Appearance

TICLS	Tone（筋緊張），Interactiveness（周囲への反応），Consolability（精神的安定），Look/Gaze（視線/注視），Speech/Cry（会話/泣き声）
PALS	Play（遊び/周囲への反応），Activity（動き/筋緊張），Look（視線/注視），Speech & Smile（会話/表情）

表3　full septic work-up（満期産児で最近の抗菌薬投与なし）

各項目	正常値
身体所見	異常なし
白血球	5,000～15,000 /μL 桿状核球/好中球比＜0.2
尿中白血球	＜10 /hpf（カテーテル採尿）
髄液白血球	＜10 /μL
胸部X線（必要に応じて）	異常なし
培養（血液，尿，髄液）	陰性
便培養（下痢のあるとき）	陰性

表4　アメリカ救急医学会推奨　熱源不明の生後2～24カ月への指針（≧38℃）

生後2～24カ月の尿路感染リスク（レベルC）	1歳未満の女児，非割礼男児，24時間以上持続する発熱，39℃以上，呼吸器感染の検査陰性，熱源不明
尿検査項目は以下を推奨（レベルB）	尿中白血球数，白血球エステラーゼ試験，亜硝酸塩試験，グラム染色
尿培養推奨（レベルC）	・尿路感染疑いで抗菌薬を使用する前 ・尿試験紙が陰性でも臨床上疑わしい場合
胸部X線撮影推奨（レベルB）	咳嗽，低酸素，ラ音，48時間以上持続する発熱，39℃以上，発熱から考えられる以上に頻脈，頻呼吸の場合
胸部X線は以下の場合は推奨しない（レベルC）	喘鳴があり気管支炎が強く疑われる場合
腰椎穿刺のタイミングの推奨（レベルC）	なし．でも腰椎穿刺は頭の片隅には入れておくこと

Ann Emerg Med, 67：625-639, 2016.

かなり稀とはいえ，それでも細菌感染はありえるので，これくらい小さいbabyでせっかく尿や血液検査をするのであれば，尿培養や血液培養も念のために出しておくといい．とりあえずStep by Step approachに沿って判断し，後日稀だけど培養（血液・尿）が陽性になったら呼び戻すというのでいいんじゃない？

Step by Step approach　熱源不明の生後≦90日に有効

- 元気でも生後3週以前は全例ハイリスク
- 生後3週～3カ月は尿と血液検査せよ！
- 尿白血球，血液検査（プロカルシトニン>CRP，絶対好中球数）

アメリカ救急医学会は熱源不明の生後2～24カ月に対してエビデンスはイマイチ乏しいものの指針を出している（表4）．発熱は24～48時間以上続けば精査の対象なんだ．尿路感染が多いため，尿培養の指針はきちんと提示している．

研修医K

「ということはとりあえず，尿検査をしてプロカルシトニン，CRP，血算を調べろっていうことですね．でもおしっこなかなか出ないんですよ．採尿バッグ貼ってはいるんですが…」

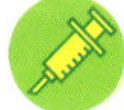

やっぱり尿は大事だけど…必殺技伝授

babyはそう簡単に尿を出してはくれない．さらに採尿バッグでは60％がコンタミネーションしてしまうので，本来なら尿道カテーテルで採尿すべきなのだ．でもbabyだって痛いものは痛い．尿道バルーンを入れられたことがある人なら，あの痛みやつらさはわかるだろう…（泣）．

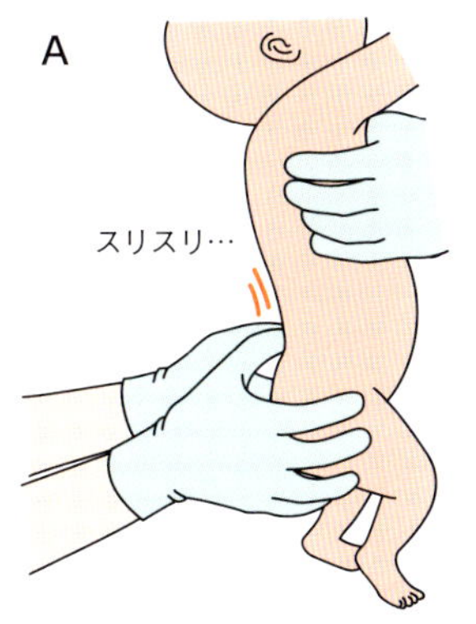

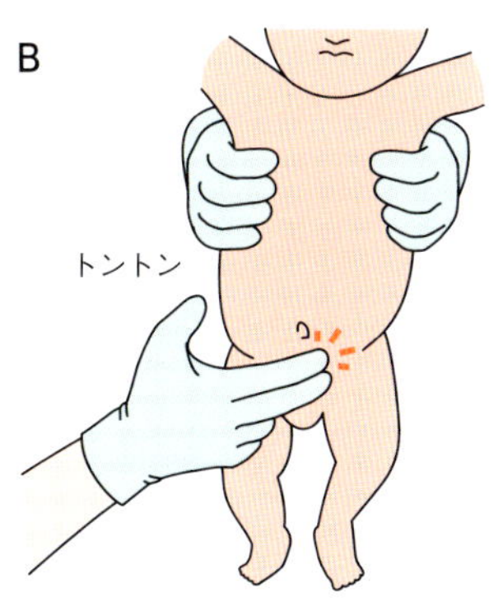

図2　必殺背中スリスリ法＆膀胱トントン法

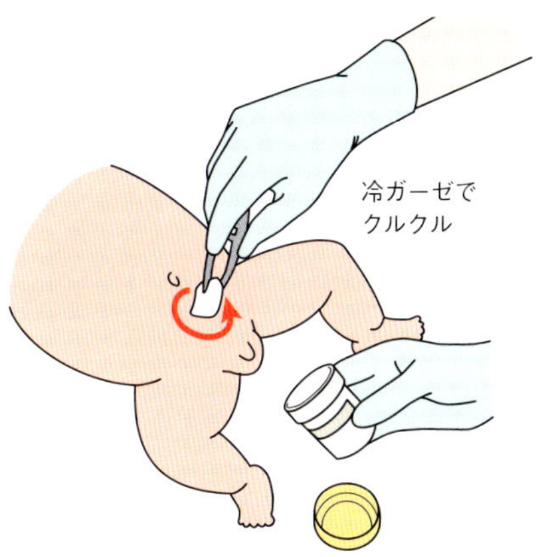

図3　Quick-Wee法

まずは陰部を生理食塩水や水道水できれいに拭いて（アルコールはダメだよ！ なぜって？ 自分のあそこをアルコールで拭いてごらん？ ダメってわかるから），採尿バッグを貼るべし．採尿バッグで採取した尿で異常（白血球増加，白血球エステラーゼ陽性，亜硝酸塩陽性）なら，尿道カテーテルを使って再度尿を無菌的に採取して再検するという**2段階アプローチ**でもいい．でもこれってめちゃくちゃ時間がかかるんだよねぇ…ヨーロッパではなるべく細い針で恥骨上膀胱穿刺をして尿を採取しているというからすごい．痛そう〜〜．

尿がビュッと出たところを滅菌カップでクリーンキャッチ（中間尿採取）するのが理想的．クリーンキャッチの世界的名手はきっと世界のイチローに違いないとかそうでないとか．ここはパパの腕の見せ所．草野球で鍛えたキャッチの技術が生かせるではないか．

1）必殺背中スリスリ法（傍脊柱背部マッサージ法）と膀胱トントン法（膀胱刺激法）

腰の下の背骨に沿って（棘突起の両側：傍脊柱）ゾワゾワさすってやる（傍脊柱背部マッサージ：図2A），または膀胱をトントン叩いて刺激する（膀胱刺激法：図2B）と，新生児ではなんと成功率は86.3％で1分以内に採尿できることが多いというからすごい．確かに背中をさすられるとゾワゾワするので，新生児にとってみればすごい刺激になるのかも．Transらの追試では確かに新生児での成功率は高かったが，1歳超えるとこの方法もイマイチ（成功率28.6％）だった．Labrosseらによると3カ月未満にはなかなかいいという．

2）Quick-Wee法（早くおしっこ出して！ wee＝おしっこ）

陰部をまず清拭した後，**冷たい濡れガーゼで恥骨上部を円を描くように刺激する**というもの（図3）．Kaufmanらによると，1歳以下での採尿成功率は30％と標準の方法の9％よりはるかによかった．それでも27％はコンタミネーションが起こってしまう．NNTは4.7．成功率はそれほど高くないものの，試してみる価値はあるんじゃない？

尿採取方法

- 尿道カテーテルがベスト．採尿バッグなら２段階法で
- クリーンキャッチで採取すると格好いい！
- 尿クリーンキャッチのために，膀胱トントン，背中ゾワゾワマッサージ，ヒンヤリ濡れガーゼで刺激してみよう！

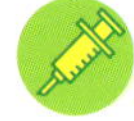 プロカルシトニンは役に立つ

プロカルシトニンは細菌感染の際に特異的に上昇し，ウイルス感染では上昇しないので，実際に役に立つ．しかし，明らかに感染巣がわかっているときには付加的価値はなく，お金が高い（保険点数310点：実コスト2,000円）のでむやみやたらに出す検査ではない．私が歯科治療をした5時間後より悪寒戦慄に襲われたときは菌血症間違いなしと確信した（ビビったぁ…）．いやぁ，いろいろ知ってると怖いねぇ…次の日採血したプロカルシトニンは3.5 ng/mL（カットオフ0.57 ng/mL，2〜10 ng/mLは敗血症）と高値を示し，CRPはたったの3.5 mg/dLだった．やっぱりプロカルシトニンは早いなぁ…あ，検査しなくても診断はついていたんだった…不覚！

特に会話の通じない小さいbabyではプロカルシトニンが有用であるため，Step by Step approachではプロカルシトニンが採用された．**発症3〜4時間と早期に上昇して半減期は22時間と，重症度や治療効果を鋭敏に反映してくれるのがいい．**

ただし，外傷や熱傷，術後，膵炎，真菌感染では偽陽性がある．腎不全では0.5〜1.5 ng/mL上昇して偽陽性となるので注意が必要．生まれたての生後3日まではプロカルシトニンは高値なのが当たり前なので（<6.1 ng/mL）注意されたし…っていうか生後1カ月未満の発熱はすぐに小児科コンサルトだよねぇ．

非感染性炎症性疾患や悪性腫瘍，ウイルス感染では上昇してこない．何でもかんでも上昇してしまうCRPよりも細菌感染により特異的といえる．グラム陰性桿菌の場合に上昇しやすい．敗血症の治療効果としては0.5 ng/mL未満になるか，最初の値の90％以上低下したら抗菌薬終了の目安となる．細菌性髄膜炎は成人で<0.25 ng/mL，小児で<0.5 ng/mLで否定的となる．

ただし，細菌感染であっても局所の感染（蜂窩織炎や骨髄炎，化膿性関節炎など）であればプロカルシトニンは上昇してこないので，陰性であっても結果を鵜呑みにしてはいけない．臨床像を総合的にみる方が，プロカルシトニン一発測定よりもリスクをうまく評価できる．プロカルシトニンはあくまでも補助診断ということで！

研修医K

「家では熱があったっていうんですが，ERでは大したことないんですけどねぇ」

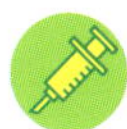

保護者の心配はあなたの心配

1）家で発熱，今は熱がないのはどう考える？～新生児は怖い～

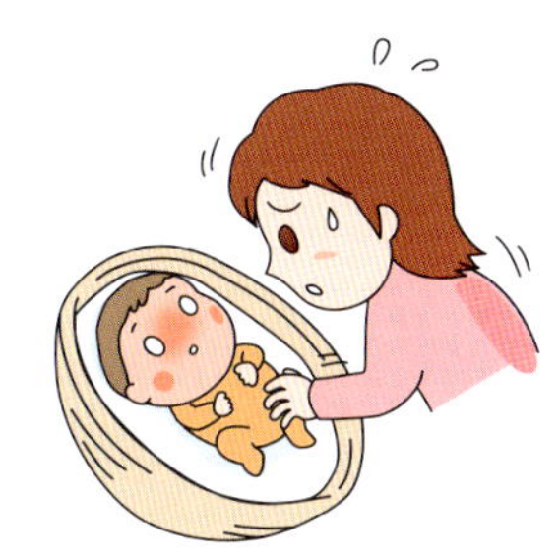

家で熱があって，病院で測定すると熱がないなんてことはよくある．どっちを信じるかというより，保護者の心配に寄り添うことが大事．夜風にあたって病院に到着したときには体温が下がってしまうことだって結構あるんじゃないかしら？ やはり家での状況をよく聞いておきたいものだ．体を温めて汗をかくように部屋をサウナ状態にしている保護者もいる（これはうつ熱）のでケースバイケースなんだよねぇ．

でも新生児は要注意．家で熱があった，でも病院では熱がないじゃんと言っても，8.4～18％に重症細菌感染を認める．**新生児はハイリスクなので，家で熱があったという病歴はまじめに考えないといけない**んだ．

保護者の「家では熱があった」という言葉の信憑性は感度92％，特異度14％なので，否定に役に立つ．

ほかの年齢群ではいいエビデンスがないものの，小児科は子どもと保護者を診ないといけない領域．保護者の心配に寄り添う言葉をかけてあげることが一番大事なんだ．

2）おでこに手を当てて熱がわかるのか？

よくおでこに手を当てて，熱があるかどうか調べるが，その信頼性はどうだろう？ 感度は89.2％となかなかいいものの，特異度はたったの50％．つまり保護者がおでこに手を当てて「うぅーん，大丈夫だね」という場合は大丈夫そうだが，「熱がある」という場合はその信憑性はイマイチ君なのだ．

え？ おでことおでこを当てたい？ それは彼女とやってください．

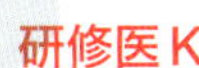

研修医K

「胸の音も問題ないですし，肺炎はないでしょうかね?」

あなたの耳は信じていいのか？ 5歳未満の肺炎診断

2013年に出た5歳未満の発熱に対するNICEガイドライン（nice.org.uk/guidance/cg160）では，頻呼吸，断続性ラ音（crackles），鼻翼呼吸，肋骨陥没，チアノーゼ，$SpO_2 \leq 95$％の際に肺炎を疑うこととなっている．

でも5歳未満の肺炎を見つけたかったら，耳を信じちゃいけない．Shahらによると，5歳未満の肺炎の診断には聴診所見なんて全く役に立たない．呼吸音異常（断続性ラ音，ラ音，喘鳴，連続性ラ音，呼吸音減弱）の感度は16～43％，特異度は64～83％とどれも決め手に欠ける．

自覚症状（胸痛，咳嗽，食事量減少，呼吸困難，3日を超える発熱，嘔吐下痢）では陽性尤度比が3に迫るものはどれもなく，陰性尤度比が十分低いものもない．一番いいものが胸痛だが，陽性尤度比はたったの1.9しかない．

努力様呼吸は感度は低いものの，特異度は高い．grunting（呻吟：豚みたいな呼吸）：感度

13％・特異度95％，鼻翼呼吸：感度36％・特異度84％，肋間陥没呼吸：感度38％・特異度80％．豚のようにフガフガ，ブゥブゥ言っているとき（呻吟）は肺炎を疑うべし．

頻呼吸の陽性尤度比は1.5～1.6程度しかなく，陰性尤度比は0.41～0.76でイマイチ．体温は≧39℃で陽性尤度比1.3，陰性尤度比0.9，＞38.0℃で陽性尤度比1.5，陰性尤度比0.78と決め手に欠ける．誰だ，呼吸数大事だって言ったのは！ って言いたくなるくらい診断するにも除外するにもイマイチ君なのだ．

SpO_2≦95％は陽性尤度比3.5と3を超えており，臨床上診断に有用だ．ただし陰性尤度比は0.88なので否定には使いづらい（感度16％，特異度96％）．細菌性肺炎がある場合の平均SpO_2が96.6％であり，肺炎がない場合のSpO_2は97.7％とほぼSpO_2のみでは臨床上区別がつかない（Emerg Med J, 27：904-906, 2010）．

肺炎をいつ疑うの？

- 努力様呼吸（特に呻吟），SpO_2≦95％は強く肺炎を示唆．でも否定には使えない
- 聴診所見は肺炎診断には役に立たない

Check！ 文献

1） Biondi EA & Byington CL：Evaluation and Management of Febrile, Well-appearing Young Infants. Infect Dis Clin North Am, 29：575-585, 2015

↑全体像をとらえるのにいいreview．低リスクであれば無駄な検査や治療は避けたいというのが最近の流れ．

2） Craig JC, et al：The accuracy of clinical symptoms and signs for the diagnosis of serious bacterial infection in young febrile children：prospective cohort study of 15781 febrile illnesses. BMJ, 340：c1594, 2010

↑5歳以下の発熱患児を調査．やはりウイルス感染が圧倒的に多いが，そのうち3.4％に肺炎，3.4％に尿路感染を認めた．肺炎球菌ワクチンとインフルエンザ菌b型のワクチンのおかげで，潜在性菌血症はたったの0.4％と激減した．肺炎と尿路感染を除外すれば結構安心．ワクチンさえ打ってあれば，細菌性髄膜炎はめちゃくちゃ稀．

3） Chancey RJ & Jhaveri R：Fever without localizing signs in children：a review in the post-Hib and postpneumococcal era. Minerva Pediatr, 61：489-501, 2009

↑ワクチンの普及により，潜在性菌血症は年々減少．1972年には4％あったものが，2006年にはたったの0.74％で，肺炎球菌によるものは限りなくゼロになった．

4） Scarfone R, et al：Lumbar Puncture for All Febrile Infants 29-56 Days Old：A Retrospective Cohort Reassessment Study. J Pediatr, 187：200-205.e1, 2017

↑必読文献．生後29～56日の発熱患児1,188人に腰椎穿刺を施行した後ろ向き研究．リスク評価はPhiladelphiaクライテリアを使用．細菌性髄膜炎はたったの1人（0.08％）と非常に稀で，しかもこの1人は低リスク群ではなかった．なんと40人（3.4％）が髄液培養の汚染により偽陽性になったという．

5) Schwartz S, et al：A week-by-week analysis of the low-risk criteria for serious bacterial infection in febrile neonates. Arch Dis Child, 94：287-292, 2009

↑449人の発熱新生児（≦28日）を研究．重症細菌感染は19.4％に認めた．生後2週間までは比較的高く（21.6～26.1％），その後減少（12.1～17.9％）していく．低リスク（元気，白血球5,000～15,000／μL，尿試験紙白血球エステラーゼ陰性，髄液細胞数＜23／μL）でも6.2％に重症細菌感染を認めた（菌血症1例，尿路感染13例）．

6) Nigrovic LE, et al：The Yale Observation Scale Score and the Risk of Serious Bacterial Infections in Febrile Infants. Pediatrics, 140, 2017

↑**必読文献**．生後60日以内の比較的元気な発熱患児4,591人の重症細菌感染（尿路感染，菌血症，細菌性髄膜炎）の有無を調査．重症細菌感染は9.7％，侵襲性細菌感染（菌血症と細菌性髄膜炎）は2.1％に認めた．Yale observation scaleで正常≦10点のうち，重症細菌感染は9.6％（感度11.6％，陰性的中率90.4％），侵襲性細菌感染は1.8％（感度24.2％，陰性的中率98.2％）であり，こりゃ見逃しまくり．臨床医の勘（細菌感染を疑うのは1％未満と予想）に至っては，重症細菌感染6.4％，侵襲性細菌感染は1.0％とこちらも結構見逃す．元気そうだと思っても，足元をすくわれるぞって考えないと，やっぱりbabyは難しいんだよね．

7) Huppler AR, et al：Performance of low-risk criteria in the evaluation of young infants with fever：review of the literature. Pediatrics, 125：228-233, 2010

↑低リスククライテリアの21論文を文献的考察．前向き研究では確かに低リスク群に入ると潜在的菌血症はたったの0.67％しかおらず，予後も悪くない．低リスクに対する高リスク群のrelative riskは30.56と高い．無駄な検査や抗菌薬を投与せず経過をみることができる患児が30％にのぼった．

8) Gomez B, et al：Validation of the "Step-by-Step" Approach in the Management of Young Febrile Infants. Pediatrics, 138：e20154381, 2016

↑**必読文献**．Step by Step approachのランドマーク研究．生後90日以下の熱源不明の乳児の前向き研究．全体では侵襲性細菌感染は3.9％，非侵襲性細菌感染は19.1％に認めた．このアルゴリズムに沿うと，感度92％，陰性的中率99.3％で怖い細菌感染は否定できる．

9) Mace SE, et al：Clinical Policy for Well-Appearing Infants and Children Younger Than 2 Years of Age Presenting to the Emergency Department With Fever. Ann Emerg Med, 67：625-639, 2016

↑生後2～24カ月の発熱に対するアメリカ救急医学会の臨床指針．エビデンスの高い推奨はイマイチないが，尿検査，胸部X線をいつ行うかの指針が提示されている．腰椎穿刺は，いつやればいいかわからないので，頭の片隅には入れて必要に応じてやってねっていう感じ．

10) Velasco R, et al：Febrile young infants with altered urinalysis at low risk for invasive bacterial infection. a Spanish Pediatric Emergency Research Network's Study. Pediatr Infect Dis J, 34：17-21, 2015

↑スペイン小児救急ネットワークの研究．生後90日以下の発熱のなかで多い細菌感染は圧倒的に尿路感染．さらにそれが菌血症をきたすとやばいのだ．生後90日以内の発熱患児で尿試験紙陽性の766人（発熱患児のうち22.5％）を分析した．尿路感染に伴い菌血症をきたすリスクの低いものは，生後21日を超えた者，プロカルシトニン＜0.5 ng/mL，CRP＜20 mg/L（2 mg/dL）であり，すべて満たせば菌血症は100％除外できた．

11) Herreros Fernández ML, et al：A new technique for fast and safe collection of urine in newborns. Arch Dis Child, 98：27-29, 2013

↑スペインからの尿クリーンキャッチ法の報告．生後30日以内の乳児80人を対象にした小規模スタディ．背中をゾワゾワとさする，または膀胱をトントン叩くことで排尿を促すことができる．成功率86.3％，平均45秒．す，すごい．

12) Tran A, et al：Evaluation of the Bladder Stimulation Technique to Collect Midstream Urine in Infants in a Pediatric Emergency Department. PLoS One, 11：e0152598, 2016

↑上記Fernándezらの報告の追試で，そうは問屋が卸さないというもの．自立歩行前の140人の乳児で同様に傍脊柱背部マッサージ法，膀胱刺激法を行ったが，Fernándezとは異なり新生児以外の年齢も調べている．成功率は55.6％，平均所要時間52秒．新生児は確かに成功率が高い（88.9％）が，1歳超えると成功率はがた落ちし28.6％となる．

13) Labrosse M, et al：Evaluation of a New Strategy for Clean-Catch Urine in Infants. Pediatrics, 138：pii：e20160573, 2016

↑生後6カ月以下の乳児126人で膀胱刺激法を調査．成功率は49％しかないが，90日未満の乳児ではより有効であった（生後90日以降と比べてオッズ比は3.2～4.4）．汚染率はたったの16％で，カテーテル採取（汚染率6％）と有意差なし．

14) Kaufman J, et al：Faster clean catch urine collection (Quick-Wee method) from infants：randomised controlled trial. BMJ, 357：j1341, 2017

↑**必読文献**．生後1～12カ月の乳児354人を対象に排尿刺激を研究．冷たい濡れガーゼで恥骨上部を刺激する方法（Quick-Wee法）と標準のクリーンキャッチ法を比較．5分以内に尿採取ができたのはQuick-Wee法が30％，標準法で9％と有意差あり．汚染率は有意差なし（27％ vs 45％）といっても，Quik-Weeの方がよさそう．NNTは4.7と素晴らしい．

15) Kaufman J, et al：Quick-Wee：a novel non-invasive urine collection method. Emerg Med J, 34：63-64, 2017

↑上記論文と同じ著者．救急室で2歳以下の乳児40人にQuick-Wee法を行ったところ，尿採取成功率が30％であった．

16) England JT, et al：Use of serum procalcitonin in evaluation of febrile infants：a meta-analysis of 2317 patients. J Emerg Med, 47：682-688, 2014

↑7つの論文（2,317人）のメタ解析．生後90日以下の発熱患児に対するプロカルシトニンの有用性を研究．カットオフは0.3 ng/mLとした．プロカルシトニン陽性時の相対リスクは3.97だったが，臨床予想ルールにはかなわなかった（抗菌薬非治療群の相対リスク30.6，治療群8.75）．やっぱり血液検査一発で見分けようなんて横着なんだよね．

17) Mahajan P, et al：Procalcitonin as a marker of serious bacterial infections in febrile children younger than 3 years old. Acad Emerg Med, 21：171-179, 2014

↑3歳以下の226人の乳幼児で検査を比較検討．30人（13.3％）に重症細菌感染を認めた〔4人が菌血症でうち1人が髄膜炎，18人（60％）が尿路感染，8人（26.6％）が肺炎〕．絶対好中球数とプロカルシトニンが特に有用で，ROC（receiver operator characteristic）曲線はプロカルシトニンが0.80と最もよかった．

18) Milcent K, et al：Use of Procalcitonin Assays to Predict Serious Bacterial Infection in Young Febrile Infants. JAMA Pediatr, 170：62-69, 2016

↑生後7～91日の発熱乳児2,047人を研究調査．重症細菌感染は6.8％，侵襲性細菌感染は1.0％に認めた．プロカルシトニンとCRPは，重症細菌感染ではほぼ同じだったが（ROC曲線0.81 vs 0.80），侵襲性細菌感染ではプロカルシトニンの圧勝（0.91 vs 0.77）だった．プロカルシトニン（カットオフ0.3 ng/mL）とCRP（カットオフ2 mg/dL）の重症細菌感染に対する陰性尤度比はともに0.3，侵襲性細菌感染に対してはプロカルシトニン0.1，CRP 0.3であった．髄膜炎や菌血症など怖い侵襲性細菌感染はプロカルシトニンの方が否定しやすいってこと．

19) Gomez B, et al：Diagnostic value of procalcitonin in well-appearing young febrile infants. Pediatrics, 130：815-822, 2012

↑生後3カ月未満の熱源不明乳児1,112人の研究．侵襲性細菌感染は2.1％に認めた．CRPと比べ，プロカルシトニンが唯一有用（≧0.5 ng/mLでオッズ比21.69）であった．陽性尤度比はプロカルシトニン（≧2 ng/mL）で0.25，CRP（＜20 mg/L＝2 mg/dL）で0.41．尿試験紙正常で最近の発熱の場合，ROC曲線は，プロカルシトニンで0.819，CRPで0.563であり，こりゃプロカルシトニンの圧勝ですな．

20) Yarden-Bilavsky H, et al：Serious bacterial infections in neonates with fever by history only versus documented fever. Scand J Infect Dis, 42：812-816, 2010

↑生後28日以内の新生児399人中，143人（35.8％）は熱の病歴だけ（家で発熱あり，病院では発熱なし）で256人（64.2％）は病院で発熱が確認できた．病歴のみ群のうち重症細菌感染は全例尿路感染で8.4％に認めた．病院で発熱群では重症細菌感染は18％（尿路感染33例，菌血症9例，肺炎4例）に認めた．家で熱があったというだけで8.4％も細菌感染であるってこと．

21) Hon KL, et al：Microbiologic Agents in Parent-reported Neonatal Fever. J Trop Pediatr, 61：448-454, 2015

↑116人の新生児の観察研究．病院では発熱が確認できなくても，保護者が発熱があると報告した場合，髄膜炎3％，菌血症6％，尿路感染9％を認めた．新生児は怖いねぇ．

22) Teng CL, et al：The accuracy of mother's touch to detect fever in children：a systematic review. J Trop Pediatr, 54：70-73, 2008

↑10の論文のメタ解析．おでこに手を当てたときの発熱の感度は89.2％，特異度は50％．保護者がおでこに手を当てることは発熱の除外には役立つが，存在診断にはあまり役に立たない．

23) Shah SN, et al：Does This Child Have Pneumonia？：The Rational Clinical Examination Systematic Review. JAMA, 318：462-471, 2017

↑**必読文献**．5歳未満の肺炎に関する23の研究のメタ解析．症状はどれもイマイチ（尤度比はどれもダメ．胸痛の特異度は91％あるが感度はたったの22％，咳嗽：感度88％・特異度25％，食事量減少や呼吸困難はダメダメ）．SpO_2≦96％のLRは2.8（感度64％・特異度77％），SpO_2≦95％のLRも3.5（感度16％・特異度96％）とGood．聴診所見の尤度比（陽性・陰性とも）はほぼ1近くて役に立たない！努力様呼吸はまぁまぁ使える（呻吟：感度13％・特異度95％・陽性尤度比2.7，鼻翼呼吸：感度36％・特異度84％・陽性尤度比2.2，肋間陥没呼吸：感度38％・特異度80％・陽性尤度比1.9）．5歳未満の肺炎を見つけたかったら，耳を信じちゃいけないんだ．SpO_2≦95％，努力様呼吸，胸痛は診断に役に立つ．感度が高いのは咳嗽と発熱だが，そもそもそれがなければ肺炎なんて疑わないよねぇ．

No way！アソー！モジモジ君の言い訳

～そんな言い訳聞き苦しいよ！
No more excuse！No way！アソー（Ass hole）！

×「生後4カ月ですよ，こんな小さいbabyが発熱なんて腰椎穿刺も含めてfull septic work-upしないといけないんじゃないですか？」

→3カ月を過ぎたら，普通に診察すればいい．ホラ，ワクチンはすべて打っているからまず細菌性髄膜炎は否定的だよ．

×「生後2カ月の発熱なんですが，まぁ元気そうですし，様子みればいいですか？」

→どんなに元気そうでも，まず尿を調べないといけないでしょ．

×「胸の音はきれいなんで肺炎はないかと…」

→5歳未満の肺炎診断に聴診はあまり役に立たない．高熱，咳嗽が続いて，努力様呼吸してるから，胸部X線撮らないといけないよ．

×「家で熱があったっていうんですが，今は熱がないんですよ」

→新生児はハイリスク．家で熱があったというのは本当だと思ってきちんと検査すべし．

×「採尿バッグを貼ってずっと待ってるんですが，おしっこが採れません」

→Quick-Wee法，膀胱刺激法，傍脊柱背部マッサージ法など試してみたら？ あとは君のキャッチ力にかかっているのだ．

林　寛之（Hiroyuki Hayashi）：福井大学医学部附属病院救急科・総合診療部

37年ぶりの北陸の豪雪は実に大変だった．もう災害レベルで命の危険を感じたよぉ．不要不急の外出は避けろというが，勤務があるからと，頑張って国道を金沢から走ってみたものの（電車不通，高速道路閉鎖），結局9時間の銀世界旅行となって自宅へ逆戻りをする羽目になってしまった．福井との県境で1.5時間も動かなかった時，目の前でテレビ局の取材がくり広げられ，「もう動かない」と判断した．そう，1,500台の車が県境で2日間立ち往生した例の事故の私は1,501台目だったのだ．雪害のおかげですべての仕事が吹っ飛んでしまい，ホトホト雪かきは嫌になったシーズンでした．あぁ，暑い夏の日差しが恋しい．あ！ ERアップデートin沖縄で，みんなで一緒に勉強しよう！ みんな待ってるよ！（申し込みはhttps://www.erupdate.jp/）

1986　自治医科大学卒業
1991　トロント総合病院救急部臨床研修
1993　福井県医務薬務課所属　僻地医療
1997　福井県立病院ER
2011　現職

日本救急医学会専門医・指導医
日本プライマリ・ケア連合学会認定指導医
日本外傷学会専門医
American College of Emergency Physicians
Licentiate of Medical Council of Canada

★後期研修医大募集中！ 気軽に見学にどうぞ！ Facebook⇒福井大学救急部・総合診療部

Book Information

圧倒的画像数で診る！

胸部疾患画像アトラス

典型例から応用例まで、2000画像で極める読影力！

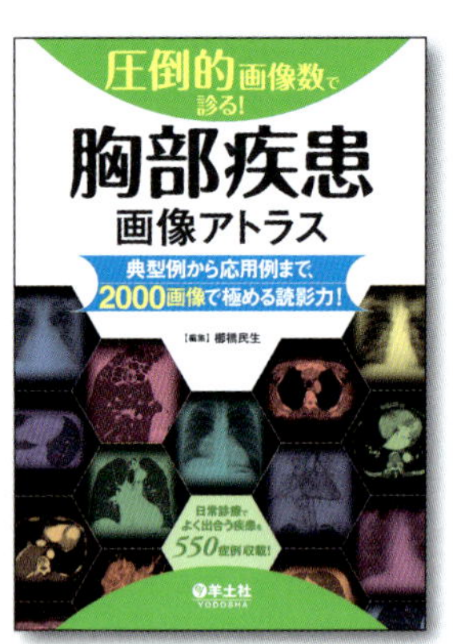

編集／櫛橋民生

□ 定価（本体 7,500円＋税） □ B5判 □ 430頁 □ ISBN978-4-7581-1184-3

- 日常診療でよく出合う胸部疾患を，1疾患につき複数の症例で解説.
- X線だけでなく，CT・MRIなどの豊富な画像パターンから実臨床で役立つ読影力が身につく！

典型例だけでなく，非典型例・鑑別疾患を豊富に掲載！

リハに役立つ 検査値の読み方・とらえ方

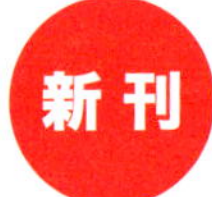

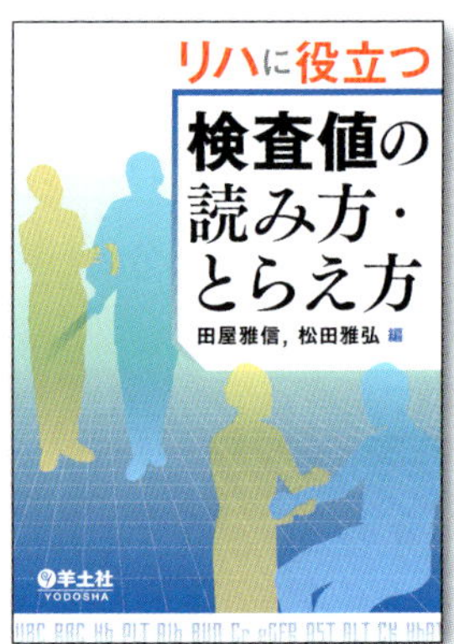

編集／田屋雅信，松田雅弘

□ 定価（本体 3,400円＋税） □ A5判 □ 272頁 □ ISBN978-4-7581-0227-8

- 各検査値の基準値をグラフ化！異常値の原因・症状が一目でわかる！
- リハスタッフが確認すべきこと，リハの中止基準，疾患ごとの検査値を丁寧に解説. case studyもあるので臨床ですぐ活かせる！

検査値の異常値と，理学療法の結びつきがこの1冊でわかる！

MMF(Medical students Mentoring Forum) たろう先生式医学部6年間ベストな過ごし方

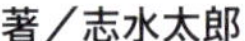
著／志水太郎

□ 予価（本体 2,000円＋税） □ A5判 □ 約200頁 □ ISBN978-4-7581-1826-2

- 「教養を学ぶ意味は？」「国試のための勉強だけでいいの？」など，医学生のほとんどが陥る悩みに対する考え方を，志水先生がトコトン解説.
- 「医道を学ぶとはどういうことか？」を改めて振り返ることのできる1冊.

医学部6年間，そしてその先もそばに寄り添う1冊.

発行 羊土社 YODOSHA
〒101-0052 東京都千代田区神田小川町2-5-1 TEL 03(5282)1211 FAX 03(5282)1212
E-mail：eigyo@yodosha.co.jp
URL：www.yodosha.co.jp/
ご注文は最寄りの書店，または小社営業部まで

対岸の火事 他山の石

研修医が知って得する日常診療のツボ

中島 伸

他人の失敗を「対岸の火事」と笑い飛ばすもよし，「他山の石」と教訓にするのもよし．研修医時代は言うに及ばず，現在も臨床現場で悪戦苦闘している筆者が，自らの経験に基づいた日常診療のツボを語ります．

祝200回

久々の災害訓練

当院では毎年，阪神・淡路大震災のあった1月17日頃に，病院をあげての災害訓練を行っています．高速道路で多重事故が起こったとか，地震で全館停電になったとか，そういう設定のもと，大勢の被災者が搬入され，それをどんどん捌いていくのです．

「神の声」として参加

皆さん，御存知のように災害が起こった場合，まずは重症度を判断してトリアージが行われ，緑，黄，赤，黒のタグが患者さんの右手につけられます（図）．そしてそれぞれ緑ゾーン，黄ゾーン，赤ゾーン，黒ゾーンに移送された後に緑，黄，赤では二次トリアージと応急処置が行われるのです．私自身，これまで「暫定対策本部長」とか「トリアージオフィサー」とか「赤ゾーンコマンダー」とかを経験し，そのときの様子をレジデントノートでも紹介してきましたが，すべて数年前の事．今回，久しぶりに参加を頼まれて割り振られたのは，なんと赤ゾーンの「神の声」というものです．

「神の声」というのは，搬入された患者さんのバイタルサインや状態などについての情報をささやく役で，イメージとしてはこんな感じです．

医 師　「バイタルサインをチェックしてください」
看護師　「はーい」（血圧を測定するふり）
医 師　「血圧と脈拍は？」
神の声　「血圧150/80，脈拍90です」
医 師　「はい，バイタルサインは安定していますね」
神の声　「呼吸数は要りませんか？」
医師，看護師　「要ります，要ります」
神の声　「35回」
医師，看護師　「ま，まずい」

そもそも何らかの異常があって患者さんは赤ゾーンに移されてきているのですから，油断禁物です．

とはいえ，患者情報以外のことは言うわけにいきません．

医 師　「えっと，胸部レントゲンは撮影可能なのでしょうか？」
神の声　「知りません」
医 師　「そんなあ」
神の声　「コマンダーに尋ねるべきでは？」
医 師　「わ，わかりました」

つい，少々のアドバイスをしたくなるのは人情ですね．

今年の設定は「淡路島方面で地震が起こり，死者多数．大阪市内でも震度6弱で，当院も大きく揺れた」というものです．搬入される被災者は120人余りで，災害用のメーキャップをした看護学生たちが演じてくれます．赤ゾーンは8ベッド準備し，振り分けられてきた患者さんに対して評価を行い，挿管や胸腔ドレーン留置など，その場の処置で何とかなるものは何とかします．そしてバイタルサインが安定すれば入院になるわけです．

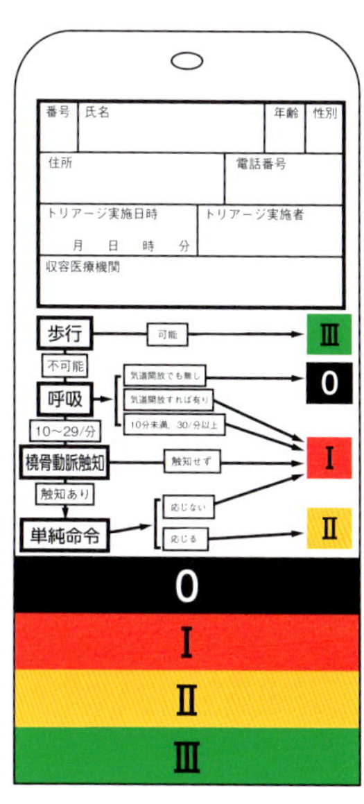

図　トリアージ・タッグ

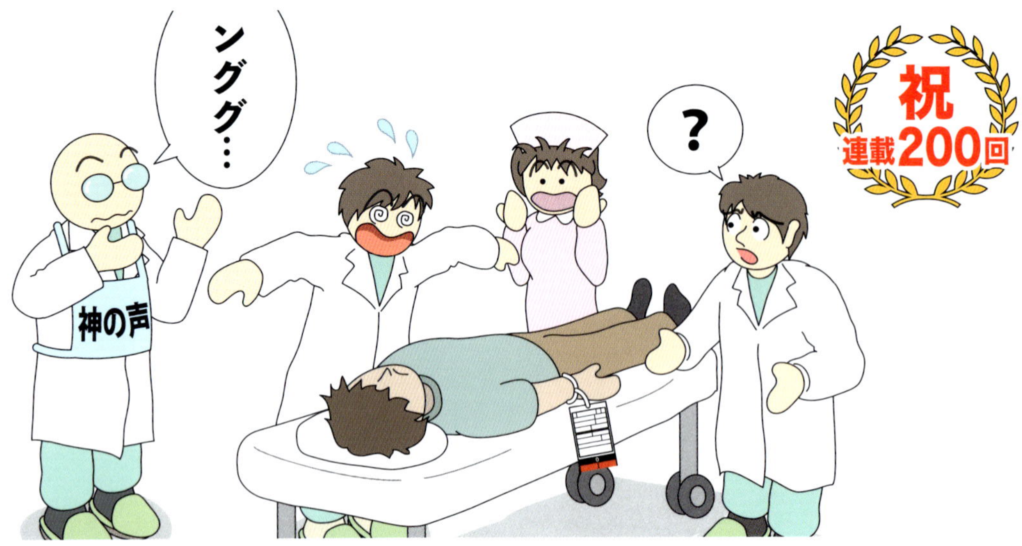

訓練開始

いよいよ訓練開始．まずは2台のストレッチャーで患者さんが運ばれてきました．そっと番号を確認して患者設定が書かれた手元のリストと照合します．

なんと！いきなり黄タグ相当の患者さんが赤ゾーンに来てしまいました．しかも2人とも．トリアージポストで実際よりも重症と評価してしまったのでしょう．軽症に間違えるアンダートリアージよりはマシとはいえ，赤ゾーンに想定以上の負荷がかかってしまったのは間違いありません．

そうこうしているうちに，3人目，4人目の患者さんが運び込まれ，いよいよ5人目が私の担当となります．対応するのは1年目研修医の2名＋看護師1名．あわてて血圧を測ったり聴診をしたりしはじめました．

研修医1「血圧は？」
神の声　「130/70，脈拍80です」
研修医2「聴診します．左右差は？」
神の声　「ありません．両側ともきれいに入っています」
研修医2「皮下気腫は？」
神の声　「ありません」

そこに赤ゾーンのコマンダーが通りかかりました．

コマンダー「頭皮から血が出とるやないか」
研修医1「あっ，ガーゼ持ってきて！」
看護師　「はい，これ」
研修医2「エコーしたいんですけど，できますか」
看護師　「機械を持ってきます」

設定では急性硬膜下血腫となっているので，「早いこと何とかしてくれ」とヤキモキしながら見ていました．

研修医2「エコーの結果は？」
神の声　「プローベを当てる真似だけでもしてくれよ」
研修医2「はい．まず右胸腔」
神の声　「異常なし」
研修医2「左胸腔」
神の声　「異常なし」
研修医2「心窩部」
神の声　「異常なし」

「早いこと意識レベルとか，瞳孔とか確認しろよ」と思いつつも，問われたことに答えます．

研修医2「モリソン窩」
神の声　「液体貯留なし」
研修医2「脾腎境界」
神の声　「液体貯留なし」
研修医2「ダグラス窩」
神の声　「液体貯留なし」

腹部も大切ではありますが，頭部はいつになったら診てくれるのやら？

研修医1「意識レベルです．痛み刺激を加えます」
神の声　「手を引っ込めた」
研修医1「M4」
神の声　「目は開けない」
研修医1「E1」
神の声　「ンググググ」
研修医1「はあ？」
神の声　「『はあ』と違うやろ．Vはどないしたんや，Vは？ 意味のない音声を出しとるんやがな」
研修医2「そしたらVは2です」
神の声　「ほならGCSは合計何点や？」
研修医2「1-2-4の7点です」
研修医1「挿管や！」
神の声　「ええがなーそれ！」
研修医1「やったことありません」
神の声　「カッコだけでもやってくれ！」
研修医1「はいっ！」
神の声　「ゴホン，ゴホン」
研修医2「どうかしましたか？」
神の声　「アホ！ うまく気管に入ってバッキングした音やがな」

意識レベル低下があったので気管挿管したというのはナイスですが，瞳孔の確認はなかなかしてもらえません．

看護師　「先生，瞳孔もチェックしましょう」
研修医1「そやそや．瞳孔は？」
神の声　「右2 mm，左6 mm，対光反射は右アリ，左ナシ！」
研修医2「おいおいおい，頭かよ」
神の声　「今さら何を言うとんねん！」
研修医1,2「すみません．CTを撮ります」

ようやく核心に近づいてきました．

看護師　「バイタルをもう1回チェックしましょう」
神の声　「血圧160/90，脈拍50」
研修医1「呼吸数は？」
神の声　「バッグ換気しながら何で呼吸数を聞いとるねん．ギャグか！」
研修医1「すみません」
看護師　「CT撮影できまーす」
研修医1,2「よっしゃ，CT撮りに行くぞ」
放射線技師「CT撮影できました！」
研修医1,2「まだ撮っていませんけど」
神の声　「撮ったという設定や．左の急性硬膜下血腫があったぞ」
研修医2「脳外科コンサルトや！ 脳外科の先生をお願いします」
研修医1「中島先生がここにおるぞ！」
神の声　「ワシは中島先生やない，神様や．手伝いはできん！」

神様という立場での参加ですから，現場に介入するわけにはいきません．とはいえ，散々口先介入はしていますが．

神の声　「できるできないは別にして，先生らのオプションは何があるか考えてみい」
研修医1「オプション？ 研修医でもできることですか」
神の声　「誰がとか，そういうことやない．一般的に，この患者さんに対してどのような治療方針が考えられるかってことやがな」
研修医2「脳外科の先生を呼ぶとか」
神の声　「呼んで，この場で開頭なり穿頭なりするってことやな．それも1つある．他には？」

救急室で手術というのは，普段でも難しいことです．ましてや災害時にはあまり現実的ではありません．他にもオプションをもっておくべきです．

研修医1「手術室に上げるとか？」
神の声　「そや，普通はそう考えるよな．でも，この大混乱のなかで可能か？ そもそも手術室は空いているんか？ 脳外科の先生はつかまるんか？」
研修医2「確認します」
神の声　「待て待て，ほかにもオプションがあるやろ」

ちょうどそのときにコマンダーが通りかかりました．

コマンダー「広域搬送が必要やったら遠慮なく言えよ．ここの状況はどないなっとるんや？」
研修医1「頭蓋内出血で手術が必要なんですけど，脳外科の先生がきてくれなくて」

コマンダー「呼んでからどのくらいの時間が経っとるんや？」
研修医2「30分くらいです」
コマンダー「よし，送れ」

ようやくオプションが揃いました．救急室で手術するか，自院の手術室で手術するか，他院に送るか，の3つですね．

研修医1「広域搬送を頼んできました」
神の声「送り先はどこでもエエんか？」
研修医1「あっ，脳外科のある病院ということで頼んできます」
神の声「左の急性硬膜下血腫ということははっきりしとるんやから，手術室を空けて待っておいてもらえ」
研修医1「そんなことできるんですか？」
神の声「実際にやったこともあるで」
研修医2「そうなんですか！」

救急搬入から他院の手術室へ直行というのは例外的ではありますが，そのような例がないわけではありません．

コマンダー「ここはどうなってる？」
研修医2「広域搬送を頼んだのですが，まだ転送できていなくて」
コマンダー「何分経った？」
研修医1「頼んでから20分くらいかな」
コマンダー「じゃあ黒タグにして，次の患者を受けろ」
神の声「ピーーーー，心拍数ゼロ．両側瞳孔散大，対光反射なし」
研修医2「やられた！」
神の声「おいおい，御家族も付き添っているんやから，聴診したり対光反射をみたりして，形だけでも死亡確認しろよ！」

災害訓練を経験しよう

ただの災害訓練ですが，研修医たちの敗北感はかなりのもののようでした．しかしすぐに次の患者さんが搬入されてきます．再び，診察し，神の声に耳を傾け，またもや敗北！ そのくり返しになってしまいました．災害という特殊な状況ではできることは限られていますが，それでも助かる命は助けなくてはなりません．今回は私自身も自分の診療を見直すいい機会になりました．必ずやってくるその日に備えて，読者の皆様も災害訓練の経験をもつことをお勧めいたします．

最後に1句

> **災害は　逃れられない　宿命ぞ**
> **訓練積んで　危機に備えよ**

中島　伸
（国立病院機構大阪医療センター脳神経外科・総合診療科）

著者自己紹介：1984年大阪大学卒業．
脳神経外科のほかに麻酔科，放射線科，救急などを経験しました．
ついに連載200回に達したということを聞き，自分でも驚いています．読者の顔を思い浮かべつつ，寝転びながら読んで1つだけ賢くなるエッセイをこれからも書き続けたいと思います．

シリーズ
総合診療はおもしろい！
～若手医師・学生による活動レポート

監修：一般社団法人日本プライマリ・ケア連合学会
医学生・若手医師支援委員会
吉本　尚，杉谷真季，三浦太郎

vol.56
家庭医療後期研修では何を学んでいるの？

杉山佳史（沖縄県立中部病院/沖縄県立宮古病院附属多良間診療所）

家庭医療が対象とする領域は非常に広範囲かつ多様です．そのため，もしかすると他の専門医像と比べると家庭医像はやや曖昧で，これまで出会ってきた，もしくはこれから出会う家庭医は，それぞれが全く別の医師の姿に見えるかもしれません．しかしながら，その核となる部分は共通です．家庭医療後期研修では，その核となる部分を学んでいます．総合診療専門研修が新たにはじまりましたが，総合診療専門医に必要な資質・能力として，① 包括的統合アプローチ，② 一般的な健康問題に対する診療能力，③ 患者中心の医療・ケア，④ 連携重視のマネジメント，⑤ 地域包括ケアを含む地域志向アプローチ，⑥ 公益に資する職業規範，⑦ 多様な診療の場に対応する能力を挙げています．これらの資質・能力をどのように学んでいるか，島内で唯一の医療機関である診療所での私の研修を通して，その一部をご紹介したいと思います（研修内容に対応する上記の資質・能力の番号を付記しました）．

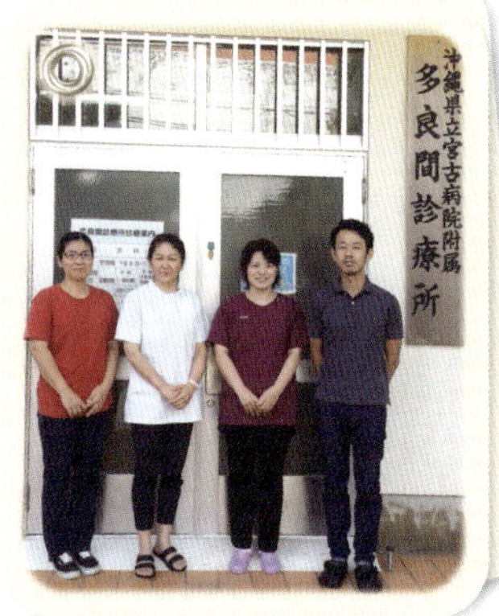

診療所看護師と事務員とともに（一番右が筆者）．

外来診療

平日の日中は主に外来診療を，場合によっては訪問診療（⑦）を行っています．新生児から高齢者まで，ありとあらゆる疾患に対応しています（②）．さらには，疾患の診断・治療を行うだけでなく，ライフサイクル・家族・仕事などの背景も踏まえて，患者にとっての病いの意味を問いながら診療を行っています（③）．診療所だけでは患者が抱える問題の解決が難しい場合には，病院・施設・行政などと連携しながら取り組んでいます（①・④）．他には，診療中の疑問をもとに臨床研究を計画したり，地域医療研修の初期研修医に教育したりもします（⑥）．

救急/時間外外来診療

平日の夜間や土日祝日には救急/時間外外来診療を行います．重症度も診療所で対応可能な軽症患者から，緊急ヘリ搬送が必要な重症患者や心肺停止患者までさまざまです（②・⑦）．

学校医

保育所内科医と幼稚園・小学校・中学校校医としての役割もあります．定期的に健康診断を行ったり（⑤），不登校や虐待などの問題を抱える子どもがいる場合には，養護教諭・担任教師や関係機関などと連携しながら，適切に介入を行ったりします（④）．

地域の疾病予防・健康増進活動

疾病予防を目的として予防接種も行います（⑤）．普段は診療所を受診しない子どもたちも定期的に来院するので，単に予防接種をするだけでなく，彼らの成長や発達に問題がないか見守り，そして子どもに付き添う親が不安や悩みを抱えていないか注意を向けています（①）．また，地域住民に対する健康増進を目的として，生活習慣病やアルコール健康障害などについて講話を含めた啓発活動を行っています（①・⑤）．

家庭医療後期研修で学んでいるものが垣間見えたでしょうか．新専門医制度において総合診療専門医が19番目の基本領域として位置づけられたことは，家庭医や総合診療専門医のニーズの高まりを物語っていると思います．一緒に人々に必要とされる家庭医・総合診療専門医をめざしてみませんか？

特別掲載

ニューメキシコ大学外傷センターでの外傷外科研修

髙端恭輔（大阪大学医学部附属病院高度救命救急センター）

私は初期研修修了後に2年間の外科研修を行ってから，救命救急センターで外傷診療に従事しています．若手救急医のキャリア形成を支援している大阪府医療人キャリアセンターの海外施設研修支援プログラムから支援を受けて，海外研修を経験できたので報告します．

日本と米国の外傷診療

日本では交通事故で年間約51万人（平成26年）が救急車で病院へ搬送されています．そのなかでも重症外傷患者は三次救急医療機関である救命救急センターへ搬送されています．救命救急センターは日本全国に289施設あり，大阪府には大阪大学医学部附属病院を含め16施設です．外傷診療には救急医，外科医，脳神経外科医など多くの医師が連携しながら治療にあたっていくことが必要不可欠です．大阪府の救命救急センターでは，救急医が中心となり各科と連携しながら治療にあたっています． 救急医は外科，脳神経外科，整形外科，放射線科などでサブスペシャリティ研修を行い，外科治療も救急医が施術しています．

日本での外傷外科手術は交通事故によるものが大半ですが，米国では銃創などさまざまな外傷があることを知り，米国の外傷外科手術を見学するため海外施設研修を計画しました．大阪大学医学部附属病院の協力を得て，米国医師を招聘し招待講演を行っている「世界にはばたけ！大阪ER Seminar」を通じて外傷外科医 Edward Auyang先生を紹介してもらい，University of New Mexico（UNM）Level1 Trauma Center（米国New Mexico州Albuquerque市）において，2017年9月18日から約2週間の日程で外傷外科研修を行いました．

Level1 Trauma CenterであるUNM

米国外科学会American College of Surgeryの基準に従い，米国の外傷センターはLevel1からLevel4まで階層化されています．例えば，日本における三次救急医療機関はLevel1 Trauma Centerに相当します．このLevel1 Trauma Centerの資格を習得するには，年間1,200人以上の外傷入院患者もしくは年間240人以上の重症外傷入院患者を受け入れ，Trauma Program Managerを設置して病院全体でTrauma Programを作成するなどの非常に厳しい基準があり米国全土に77施設しかありません．非常に

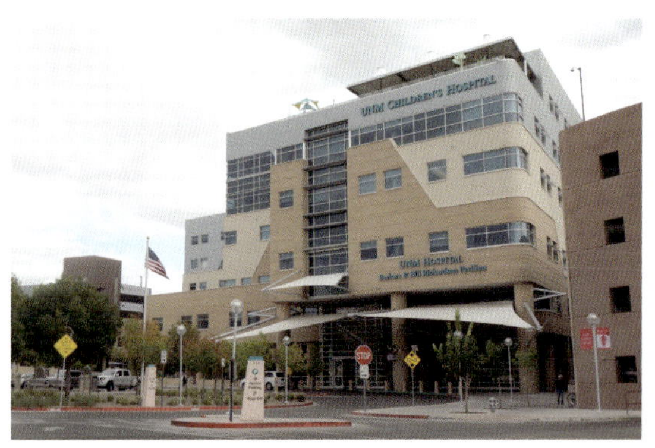

University of New Mexico Level1 Trauma Center

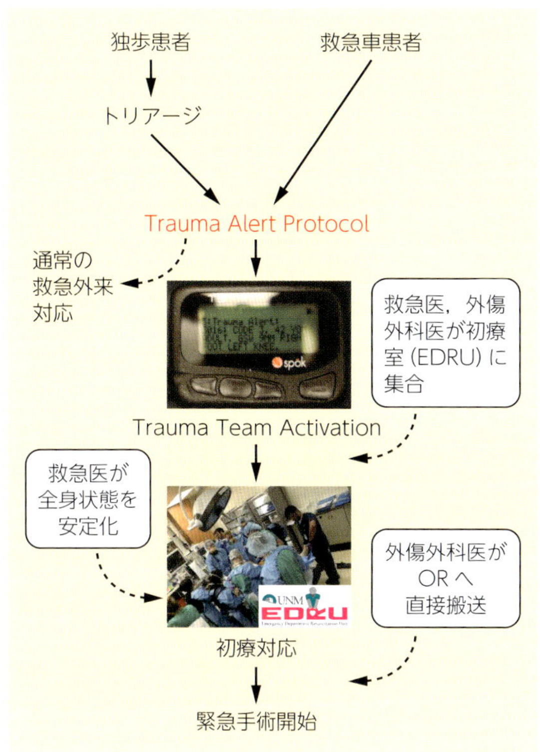

図　UNMでの外傷診療のフローチャート

Trauma Alert Protocolの基準を満たす外傷患者の搬送が決定すると，Trauma Team Activationが発動される．全スタッフが初療室に参集し全員で治療にあたっていく．

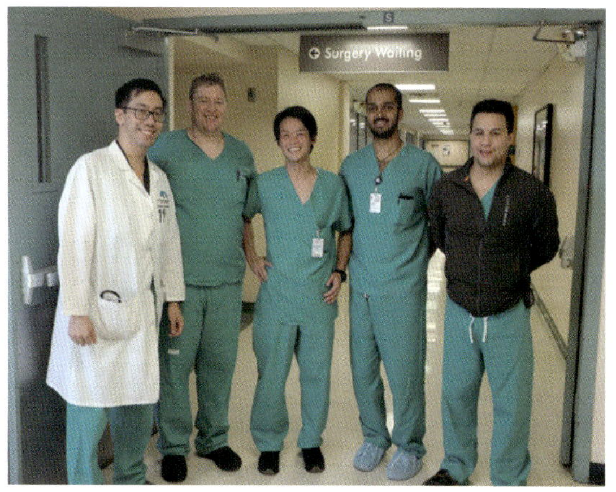

当直終了後Auyang先生（一番左）と外科レジデントとの集合写真．著者は中央．

多くの外傷患者を受け入れることが条件となっているため地域の外傷患者をLevel1 Trauma Centerに集約化させています．今回の見学で訪れたUNMはNew Mexico州で唯一のLevel1 Trauma Centerです．州全体から重症外傷患者がUNMへ搬送されてきています．とくにAlbuquerque市は治安が非常に悪いため，交通外傷，銃創，刺創などの多くの外傷患者が搬送されています．外傷外科医は術後集中治療や急性腹症に対する緊急手術もこなしているため，救急医と連携しながら外傷診療を行なっています．重症外傷患者に対して速やかに緊急手術を行うため，Trauma Alert Protocolが導入されています．

Trauma Team Activationでの組織的な診療

Trauma Alert Protocolにて，気道・呼吸・循環・中枢神経・体表観察のいずれかで一定以上のバイタルサインをきたしている重症外傷患者の受け入れが決定すると，Trauma Team Activationが発動されます（図）．ポケベルを利用して，救急医，外傷外科医など外傷に関わるスタッフに対して，患者に関する簡単な内容が伝達されます．図では，42歳男性の右手・左足などへのGSW（Gun Shot Wound）患者であることが記載されています．ポケベルが鳴ると，すべてのスタッフはEDRU（Emergency Department Resuscitation Unit）と呼ばれる初療室に集合し，患者の到着に向けて準備を行います．患者がEDRUに搬送されると，まずは救急医が中心となって初期対応にあたります．気道確保，静脈路確保など全身状態を安定化させるために必要な処置が行われます．外傷外科医は大動脈クランプや開胸心臓マッサージなど外科的対応が必要な場合はすぐにその場で手術を行います．全身状態を安定化させてから画像診断を行い，緊急手術が必要と判断された場合は，そのまま外傷外科医が外傷専用手術室（Operation Room）へ搬送し，緊急手術を開始します．外傷専用手術室は外傷初療専用の手術室で，24時間いつでも使用できる状態となっています．

Auyang先生と一緒に当直した週末には，EDRUで鋭的心損傷に対して左前側方開胸から大動脈クランプを行い，そのままクラムシェル開胸に移行して心臓修復術が行われていました．その他にも，交通外傷による鈍的脾損傷，腹部銃創による下大静脈損

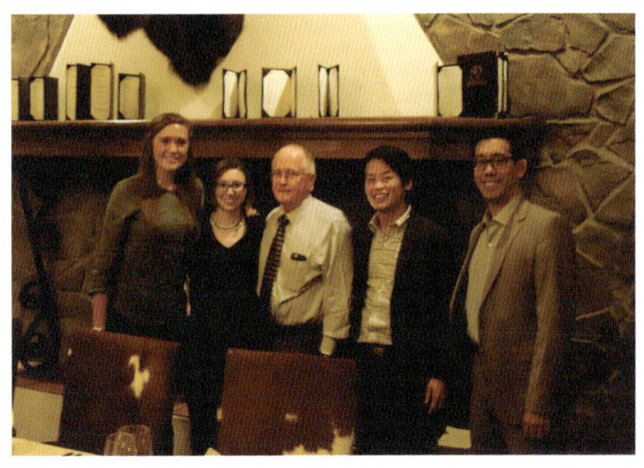
外科部長Russel先生（真ん中）と外科レジデントとの会食写真.

傷と，1日だけで3例の緊急手術をこなしていました.

重症外傷患者はTrauma and Surgical ICU（TSICU）と呼ばれる集中治療室に入院となります．集中治療管理のできる外傷外科医，救急医，麻酔科医が当番制でTSICUに入院している患者の治療を担当します．術前，術後どちらの対応もすべてTSICU当番医が行うので，外傷外科医は手術だけに集中できる環境が整えられています．主治医制ではなく当番制で外傷手術，集中治療にあたっているので，毎朝7時からミーティングを行いスタッフ間で患者情報を共有しています．ミーティング終了後すぐに入院中の外傷患者の二期的手術や急性虫垂炎などの急性腹症に対する手術を開始します．ローテーション制で配属される外科レジデントのスキルに合わせながら外科レジデントが執刀していました．手術中にもTrauma Team Activationが発動されることがあるため，両方が重なってしまうと外科レジデントは手術室とEDRUを何度も往復して両方に対応しているのが印象的でした.

米国での外傷診療の特徴

UNMでの2週間の研修で感じたことは，外傷患者がUNMに集約化されていることです．多くの外傷外科手術を経験できるためUNMは外傷外科医として修練するには非常に良い環境であるように感じました．そして，多くの外傷患者に対応するために，外傷外科医と救急医が分担して外傷患者の治療にあたっていることです．初期対応を救急医，外傷手術は手術当番医，集中治療はTSICU当番医と分けることで，それぞれに集中して対応することができていると感じました．日勤帯と当直帯の引き継ぎも規則正しく行われるため，残業時間も短くて休みもとることができる環境が確立されています．シフトを組み合わせることで1～2週間の長期休暇を取得することも可能であると聞いています．日本と違い銃創など受傷機転に違いはあるものの，治療方針や手術に大きな差はありません．しかし，集約化により多くの外傷患者が搬送されてきても，それに対応できるように治療が分業化されて，相互がうまく機能していることに関心をもちました.

最後に，現地での施設研修を行うにあたり尽力いただいたUNMのEdward Auyang先生と乗井達守先生にはこの場を借りて御礼申し上げます．そして，支援いただいた大阪府医療人キャリアセンターのスタッフの方々にも御礼申し上げます．大阪府では，救急医療を学ぶために短期海外施設研修を支援するプログラム等が数多くあります．海外の病院を見学したい研修医の先生がいましたら，「世界にはばたけ！大阪ER Seminar」のFacebook ページ（URL https://www.facebook.com/osakaer2016/）より気軽にご連絡ください.

プロフィール

髙端恭輔（Kyosuke Takahashi）
2011年山梨大学医学部卒業
2012年大阪大学医学部附属病院 初期臨床研修修了
2013年JCHO星ヶ丘医療センター 外科（外科研修）
2015年国立病院機構 大阪医療センター 救命救急センター
2017年4月大阪大学大学院医学系研究科 救急医学講座入学．現在，理化学研究所 生命システム研究センター 細胞極性統御研究チームへ出向して，超解像イメージングを用いた脳神経細胞死の研究を行っています.
資格
救急科専門医，外科専門医，日本DMAT隊員
留学経験
米国救命救急センター研修（期間：2015年10～11月，場所：Minneapolis MN, USA，研修病院：University of Minnesota Medical Center , Hennepin County Medical Center など）

研修医の気持ち

読者である研修医の一言を掲載する「研修医の，研修医による，研修医のための」ページです．研修中に体験したこと，感動したこと……あなたの気持ちを読者にシェアしてみませんか？

投稿の方法

【投稿規定】
文字数：100～200字程度
内容：研修中に感動したことや体験したこと，小誌バックナンバーに関する感想やコメントなど
謝礼：掲載誌1冊＋お好きなバックナンバー（月刊）1冊
※ 応募多数の場合，掲載までお時間をいただくことがあります
※ 掲載の採否に関しては編集部にて判断させていただきます．あらかじめご了承ください

【応募方法】（ご応募は随時受け付けています）

1. レジデントノートホームページ
下記URL（右のQRコード）の投稿フォームに，① 年次，ペンネーム，掲載本文，② メールアドレスをご入力ください．
www.yodosha.co.jp/rnote/feeling/

2. E-mailまたはご郵送
①～④を明記のうえ，【応募先】へご応募ください．
① お名前，ご所属，年次（必要であればペンネーム）
② ご連絡先（ご住所およびメールアドレス）
③ お好きなバックナンバー1冊（掲載誌とともにお送りします）
④ 掲載本文（投稿規定をご確認ください）

【応募先】
ご郵送：〒101-0052 東京都千代田区神田小川町2-5-1
株式会社 羊土社　レジデントノート編集部
「研修医の気持ち」係
E-mail：rnote@yodosha.co.jp

患者さんから感謝される喜び

循環器内科研修中，AMIの70代男性を担当した．一時はICU管理だったが一般病棟へ移ってしばらくしたある日，腹痛の訴えがあるとの連絡を受け，心配しながら病室へ行った．腹部診察をしたが，特記所見なし．「不思議やなぁ．あんたが来てくれたら良くなったわ」と患者さん．退院時には「一番世話になったわ」とお礼を言われ，嬉しい気持ちでいっぱいになった．

（初期研修医2年目 みやこ）

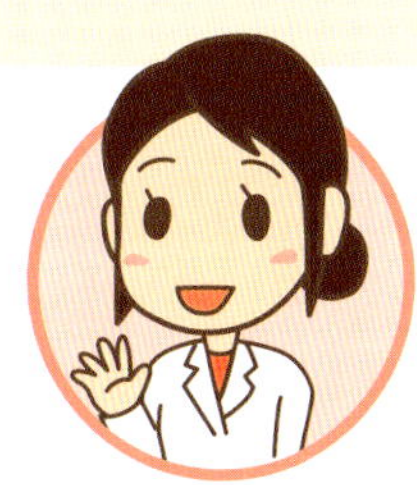

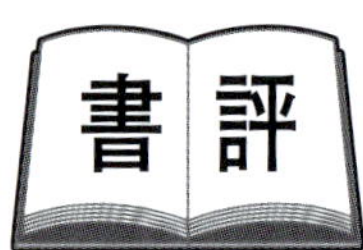

BOOK REVIEW

闘魂外来
―医学生・研修医の君が主役！

病歴・フィジカルから情報検索まで 臨床実践力の鍛え方を伝授します

編／徳田安春（群星沖縄臨床研修センター長）
定価（本体 3,000円＋税），B5判，206頁，羊土社

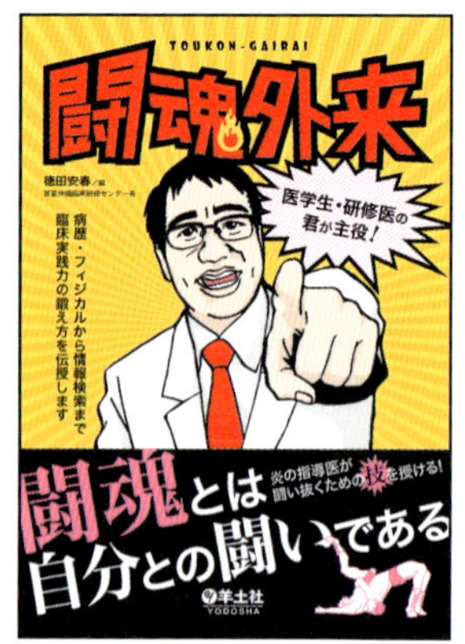

これは熱い本である．徳田安春先生とその信奉者である若手医師が渾身の力を込めて執筆し，日本の医学部教育に挑戦状を叩きつけている．“闘魂外来”とは医学生に実践的な臨床能力を身につけてもらうために，指導医の監督のもと医学生が主体となって診療を行う臨床実習である．

“闘魂外来”は全国で展開されている．私も2回ほど参加させていただいたことがある．医学生はまだ診断がついていない患者に対して，ファーストタッチで診療を行わなければならない．「どんな患者が来院するのだろう」と，参加学生たちはドキドキしながら待機していた．

燃える闘魂 アントニオ猪木は，引退スピーチで「この道を行けばどうなるものか 危ぶむなかれ 危ぶめば道はなし 踏み出せばそのひと足が道となり，そのひと足が道となる 迷わず行けよ 行けばわかるさ」と語った．

医学部5年生と6年生での医学知識や鑑別診断の導き方はそれほど変わらないように思う．しかし，医学部6年生と1年目研修医を比べると，診療能力の差は歴然としている．本物の症例を経験することが医師の成長に欠かせないことは明白である．

本書では診療前の心構え，病歴や身体所見のとり方，臨床推論，検査の解釈がわかりやすく述べられている．エコー検査による診断や心肺蘇生，多発外傷に対する対応も解説されている．研修医には必須の知識だ．そして，ケースプレゼンテーション，患者・家族への説明，コミュニケーションという日常診療に欠かせない技術も勉強できる．さらに論文検索や勉強のしかた，研修病院の選び方まで解説は広がる．これで臨床というリングに立つための準備が整う．これは医学生や研修医への闘魂注入ビンタなのだ．「カッコいい」しびれる．

何を隠そう，私も徳田先生の信奉者なのである．2年前から徳田安春先生と，雑誌の編集会議や若手医師向けのセミナーでお会いすることが多くなった．いつも驚かされるのは，執筆が非常に早くて礼儀正しく謙虚であることだ．William Osler先生もこんな医師だったのだろうと彷彿させる．

吉野源三郎『君たちはどう生きるか』にこんな言葉がでてくる．「肝心なことは，世間の眼よりも何よりも，君自身がまず，人間の立派さがどこにあるか，それを本当に自分の君の魂で知ることだ．そうして心底から，立派な人間になりたいという気持を起こすことだ」．

この本を熟読して，日本の将来を背負う立派な医師になってほしい．気になることがある．本書に出てくる覆面レスラーならぬ，覆面指導医ζ（ゼータ）は一体誰なのだ？

（評者）**山中克郎（諏訪中央病院 総合内科・院長補佐）**

お知らせ

「ER アップデート in 沖縄 2018」開催のご案内

「明日から使える！」日常の研修ではなかなか学ぶことのできない知識や技術が満載の「ERアップデート」は，25回目の開催となる2018年の夏も，南国沖縄でハイレベルな勉強と遊び心に満ちた3日間をご用意しております！ 全国から集う，熱い志を抱いた研修医の先生方と，共に磨き合う，かけがえのない時間を過ごしてみませんか？ この機会にぜひ，ご参加ください！！

【日　程】2018年7月6日（金）～8日（日）
【会　場】Royal Hotel 沖縄残波岬
【主対象】臨床研修医（後期含む）/一般臨床医・指導医
【定　員】120名（定員になり次第締切）
【参加費用】63,000円（消費税込）

【講師（敬称略・五十音順）】
井村　洋（飯塚病院 総合診療科 部長）
上田剛士（洛和会丸太町病院 救急・総合診療科 部長）
小淵岳恒（福井大学医学部附属病院 救急部講師 兼 医局長）
今　明秀（八戸市立市民病院 病院長 兼 臨床研修センター所長）
寺澤秀一（福井大学医学部 地域医療推進講座 特命教授）
徳田安春（群星沖縄臨床研修センター プロジェクトリーダー 兼 センター長）
林　寛之（福井大学医学部附属病院 総合診療部 教授）
箕輪良行（みさと健和病院 救急総合診療研修顧問）

【お問い合わせ先】株式会社エスミ
東京都中野区本町4-44-18 ヒューリック中野ビル8F
TEL：03-5385-7321　FAX：03-5385-8750
＊詳細はhttps://www.erupdate.jp/をご覧ください．

第3回 IGMF（International General Medicine Festival）in 福井 参加者募集！（5/19～20）

横断的診療を得意とする専門家たちが集い，知識・技術を共有するお祭りです．研修医から後期研修医・ベテランまで，救急，集中治療，総合診療，家庭医，小児救急を盛りだくさんに深く網羅して最新知識が学べます．目まぐるしいshort lectureや体を動かすworkshopまで，はたまた国際的講義体験までできます．さらにあなたがステップアップするチャンス！
ついに第3回目は福井開催となりました．永平寺や恐竜博物館に足を延ばすのもいかが？ お申し込みはホームページから．例年すぐにいっぱいになってしまうので，申し込みはお早めに．

文責：福井大学　林 寛之

【日　程】2018年5月19日（土）～20日（日）
【会　場】福井大学医学部附属病院 臨床教育研修センター＆福井メディカルシミュレーションセンター
【主対象】救急・総合診療，家庭医，集中治療，小児医療などに興味のある医師であればどなたでも．
【定　員】100名
【参加費用】2018年4月18日（水）まで：18,000円
2018年4月19日（木）以降：20,000円

【お問い合わせ先】第3回IGMF　事務局
福井大学医学部附属病院　救急部・総合診療部　医局
福井県吉田郡永平寺町松岡下合月23-3
TEL：0776-61-3111　FAX：0776-61-8127
e-mail：igmf2018@yahoo.co.jp
＊詳細はhttp://igmf2018.com/をご覧ください．

神経疾患に親しみ強くなる会（SST）第11回教育セミナー

神経画像診断 Vol.5 ～中枢神経疾患全体を包括し学ぶ～

【代表世話人】
北川泰久（東海大学 名誉教授，東海大学医学部付属八王子病院 顧問）
高木　誠（東京都済生会中央病院 院長）
【会　期】2018年6月16日（土）9：55～17：10
【会　場】飯田橋レインボービル 7階 大会議室
【受講料】16,000円（税込：講義用テキスト，お弁当を含む）
【定　員】140名（予定）
【プログラム】
① RCVS，脳静脈血栓症を含む出血性疾患の画像診断/下田雅美（東海大学医学部付属八王子病院 脳神経外科 教授）
② 脱髄・代謝・中毒の画像診断/大場　洋（帝京大学医学部 放射線科学講座 教授）
③ 脊髄を代表とした脊柱管内病変の画像診断/松島理士（東京慈恵会医科大学 放射線医学講座 講師）
④ 感染症・炎症の画像診断/柳下　章（東京都立神経病院 神経放射線科）
⑤ 腫瘍に類似する疾患の画像診断/増本智彦（筑波大学医学医療系 画像診断・IVR学 准教授）
⑥ 全身性疾患の画像診断/森　墾（東京大学大学院医学部系研究科 生体物理医学専攻 放射線医学講座 放射線診断学分野 准教授）
【お問い合わせ先】「神経疾患に親しみ強くなる会（SST）」
事務局運営：土田謙二（事務局長，MA&P代表）
URL：http://shinkeishikan.kenkyuukai.jp
E-mail：shinkeishikkan.shitashimukai@medical-ap.jp

羊土社

研修医・指導医に 人気のオススメ書籍

ここでは，先輩たちに大好評の書籍の中から，"日常診療"と"救急・ICU"関連のオススメ書籍をご紹介いたします．この春からの新生活に役立つ書籍が満載です．

日常診療で困った時は

日常診療に必要な能力をUPするためのコツや，コミュニケーションまですべての科で役立つ内容！ 先輩たちにも大人気の書籍です！

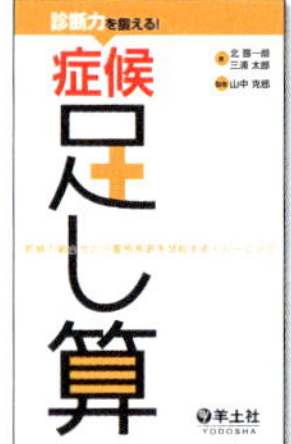

診断力を鍛える！ 症候足し算

症候の組合せから鑑別疾患を想起するトレーニング

山中克郎／監
北 啓一朗，三浦太郎／著
定価（本体 2,800円＋税） B6変型判
215頁 ISBN978-4-7581-1817-0

いままでありそうでなかった，症状と疾患を足し算で表わした，診断力強化ドリル！

闘魂外来 ―医学生・研修医の君が主役！

病歴・フィジカルから情報検索まで臨床実践力の鍛え方を伝授します

徳田安春／編
定価（本体 3,000円＋税） B5判
206頁 ISBN978-4-7581-1825-5

超人気指導医が診療の極意を熱くレクチャー！医師として成長し続けるための珠玉のパールが満載

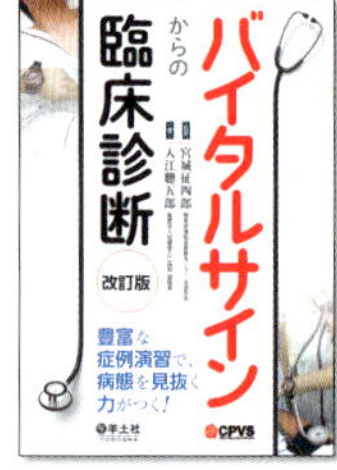

バイタルサインからの臨床診断 改訂版

豊富な症例演習で，病態を見抜く力がつく！

宮城征四郎／監 入江聰五郎／著
定価（本体 3,900円＋税） B5判
197頁 ISBN978-4-7581-1806-4

研修医のうちに身につけたい，バイタルサインからの病態のとらえ方を，丁寧に解説！

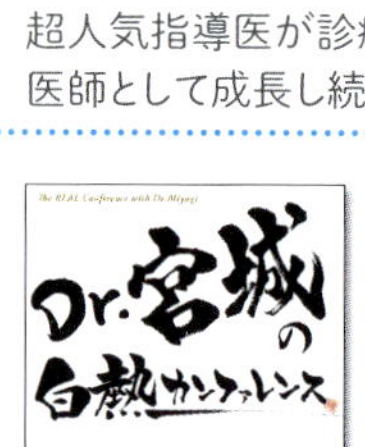

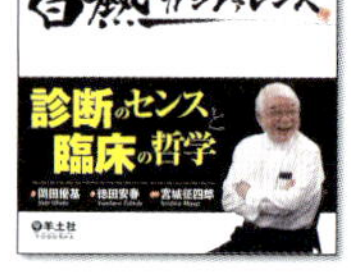

Dr.宮城の白熱カンファレンス

診断のセンスと臨床の哲学

岡田優基／著 徳田安春／編
宮城征四郎／監
定価（本体 3,900円＋税） B5判
271頁 ISBN978-4-7581-1757-9

感動と面白さが止まらない！一流の医師が育つ指導を紙上体験！

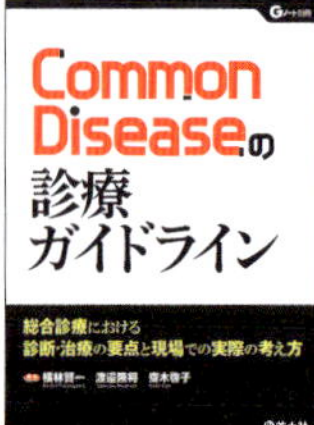

Gノート別冊

Common Diseaseの診療ガイドライン

総合診療における診断・治療の要点と現場での実際の考え方

横林賢一，渡邉隆将，齋木啓子／編
定価（本体 4,600円＋税） B5判
319頁 ISBN978-4-7581-1809-5

ガイドラインの要点と，ガイドラインには載っていないエビデンス

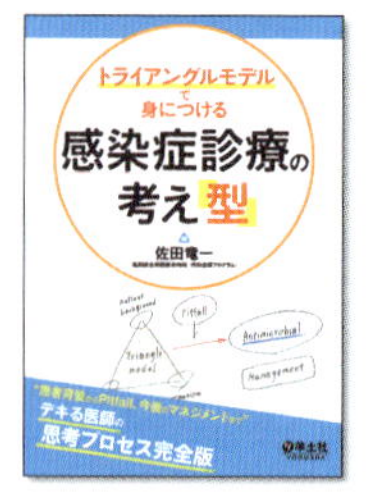

トライアングルモデルで身につける感染症診療の考え「型」

"患者背景からPitfall、今後のマネジメントまで"デキる医師の思考プロセス完全版

佐田竜一／編
定価（本体 3,800円＋税） B5判
198頁 ISBN978-4-7581-1789-0

感染症診療の基本を「トライアングルモデル」を使って見やすく，丸ごと解説

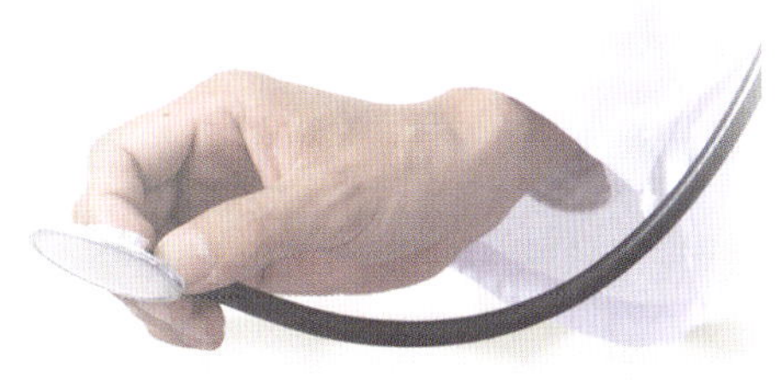

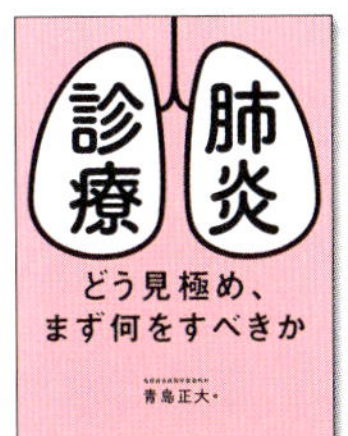

肺炎診療
―どう見極め、まず何をすべきか

青島正大／編

定価（本体 3,800円＋税）　B5判
159頁　ISBN978-4-7581-1811-8

一般内科医や総合診療医，開業医にオススメ！
日常診療で肺炎を診る医師必携の1冊

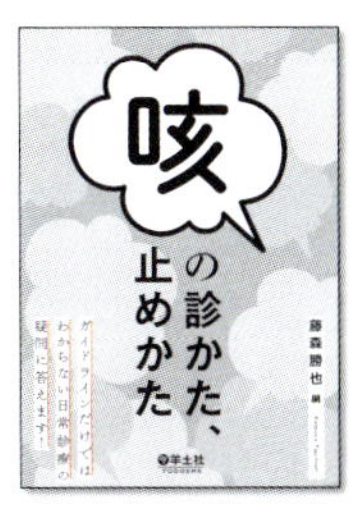

咳の診かた、止めかた

ガイドラインだけではわからない
日常診療の疑問に答えます！

藤森勝也／編

定価（本体 4,200円＋税）　B5判
247頁　ISBN978-4-7581-1795-1

「なんとなく咳をみる」からの脱却に
必要な情報がすべてつまった1冊！

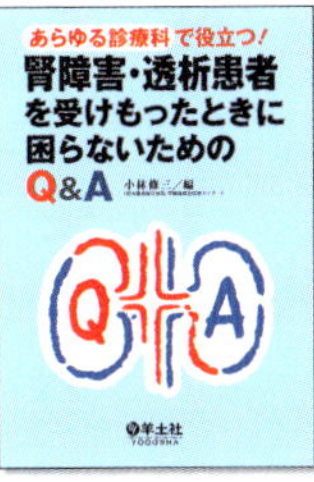

あらゆる診療科で役立つ！
腎障害・透析患者を受けもったときに困らないためのQ&A

小林修三／編

定価（本体 3,800円＋税）　A5判
351頁　ISBN978-4-7581-1749-4

非専門医が腎障害・透析患者を診療するとき
よく出会う疑問に，Q&Aでやさしく回答！

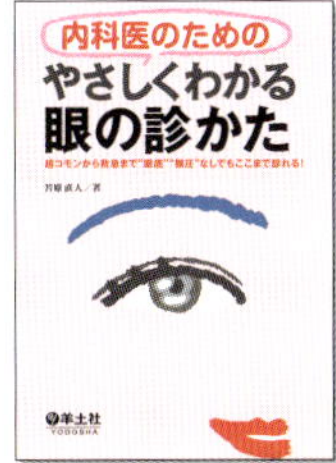

内科医のためのやさしくわかる眼の診かた

超コモンから救急まで
"眼底""眼圧"なしでもここまで診れる！

若原直人／著

定価（本体 3,700円＋税）　A5判
231頁　ISBN978-4-7581-1801-9

眼科の超コモンから救急まで
"内科医に必要なことだけ"やさしく書きました！

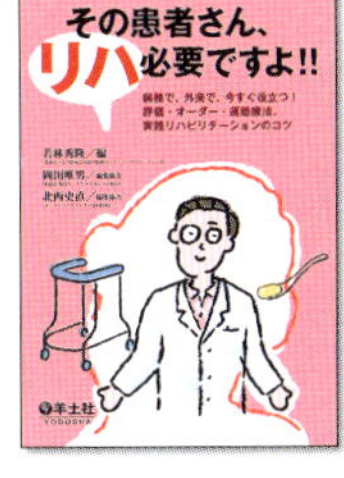

その患者さん、リハ必要ですよ！！

病棟で、外来で、今すぐ役立つ！評価・オーダー・運動療法、実践リハビリテーションのコツ

若林秀隆／編
岡田唯男，北西史直／編集協力

定価（本体 3,500円＋税）　A5判
270頁　ISBN978-4-7581-1786-9

すべての医師必読のリハ入門書！ 評価・オーダー方法等，
非専門家も知っておきたい基本が凝縮！

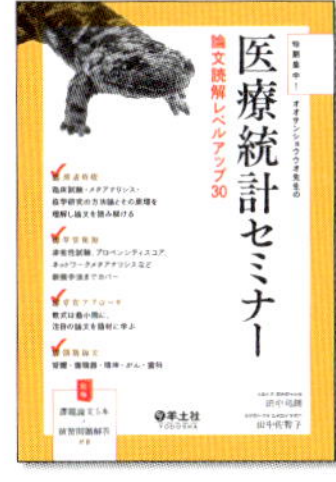

短期集中！
オオサンショウウオ先生の
医療統計セミナー 論文読解レベルアップ30

田中司朗，田中佐智子／著

定価（本体 3,800円＋税）　B5判
198頁　ISBN978-4-7581-1797-5

教材は一流医学論文！ 論文読解に必要な，
統計の正しい知識が身につく怒涛の30講

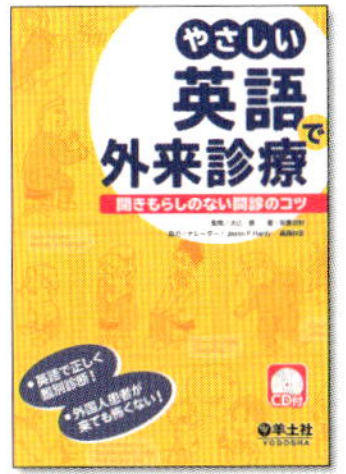

やさしい英語で外来診療

聞きもらしのない問診のコツ

大山　優／監　安藤克利／著
Jason F. Hardy，
遠藤玲奈／協力・ナレーター

定価（本体 3,400円＋税）　A5判
246頁　ISBN978-4-7581-1726-5

英会話が苦手な方に！簡単表現でも
しっかり伝わる診療英語を伝授

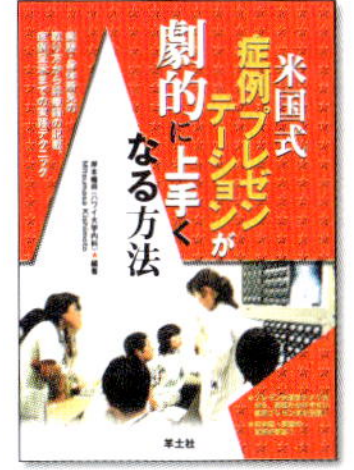

米国式 症例プレゼンテーションが劇的に上手くなる方法

病歴・身体所見の取り方から診療録の記載，
症例呈示までの実践テクニック

岸本暢将／編著

定価（本体 3,200円＋税）　A5判
168頁　ISBN978-4-89706-681-3

「カンファレンスで症例発表をするのが苦手…」
という方必見！

救急・ICUで困らないために

便利なポケット版のマニュアルから，困ったときに役立つ完全ガイドまで，
緊張感あふれる現場で困らないための必要な知識と技術が身につく！

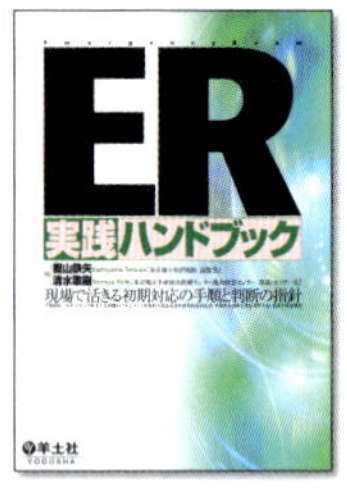

ER 実践ハンドブック

現場で活きる初期対応の手順と判断の指針

樫山鉄矢，清水敬樹／編
定価（本体5,900円＋税） A5判
620頁 ISBN978-4-7581-1781-4

ERで必要な知識を網羅した決定版．
必要なとき知りたい情報をサッと探せる，頼りになる1冊

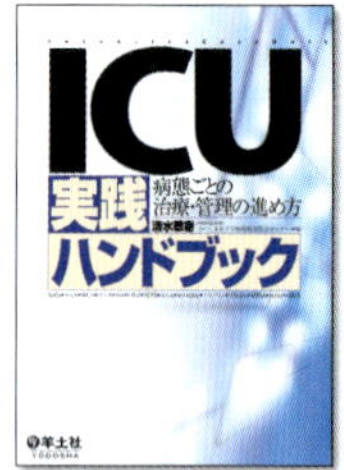

ICU 実践ハンドブック

病態ごとの治療・管理の進め方

清水敬樹／編
定価（本体6,500円＋税） A5判
598頁 ISBN978-4-7581-0666-5

ICUでの治療と管理の指針がわかる
超実践マニュアル

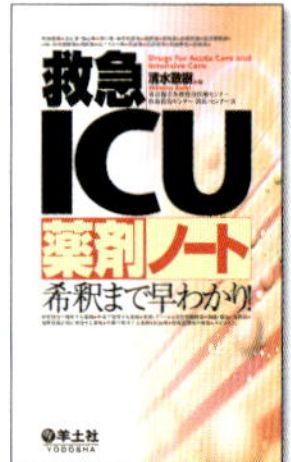

救急ICU薬剤ノート

希釈まで早わかり！

清水敬樹／編
定価（本体4,500円＋税） B6変型判
375頁 ISBN978-4-7581-1764-7

超具体的な希釈法から現場でのアドバイスまでが，
ぱっと開いてすぐにわかる1冊！

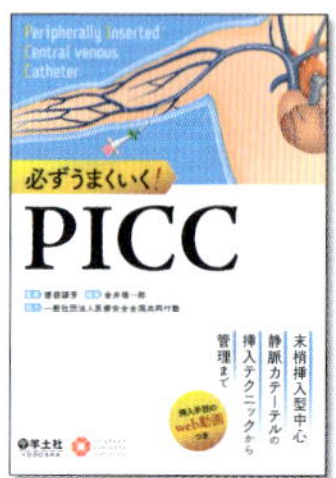

必ずうまくいく！PICC

末梢挿入型中心静脈カテーテルの挿入テクニックから管理まで

徳嶺譲芳／監 金井理一郎／編
一般社団法人医療安全全国共同行動／協力
定価（本体3,800円＋税） B5判
133頁 ISBN978-4-7581-1818-7

PICCはこの1冊でマスター！
超音波ガイド下穿刺のコツがよくわかる．web動画つき

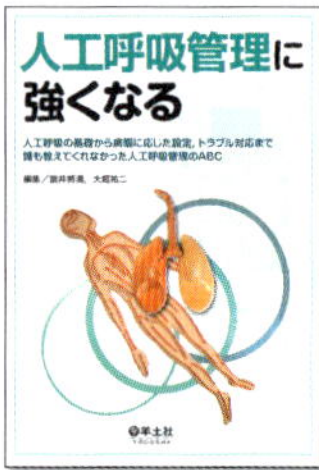

人工呼吸管理に強くなる

人工呼吸の基礎から病態に応じた設定，トラブル対応まで，誰も教えてくれなかった人工呼吸管理のABC

讃井將満，大庭祐二／編
定価（本体4,700円＋税） B5判
309頁 ISBN978-4-7581-0697-9

人工呼吸管理の基本を初学者向けに
とことん噛み砕いて解説

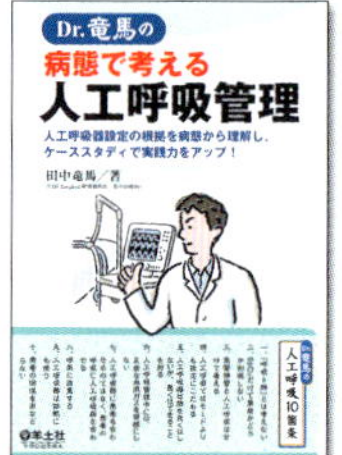

Dr.竜馬の病態で考える人工呼吸管理

人工呼吸器設定の根拠を病態から理解し、ケーススタディで実践力をアップ！

田中竜馬／著
定価（本体5,000円＋税） B5判
380頁 ISBN978-4-7581-1756-2

病態に応じた，患者にやさしい人工呼吸管理を
身につけましょう！

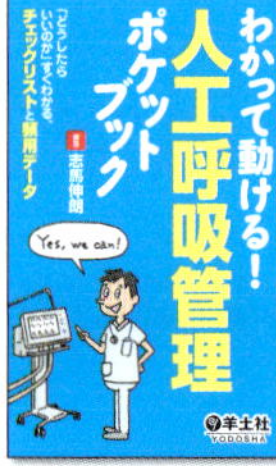

わかって動ける！人工呼吸管理ポケットブック

「どうしたらいいのか」すぐわかる、チェックリストと頻用データ

志馬伸朗／編
定価（本体3,500円＋税） B6変型判
189頁 ISBN978-4-7581-1755-5

研修医の不安を解消！
現場で必要になるデータがぎっしり！

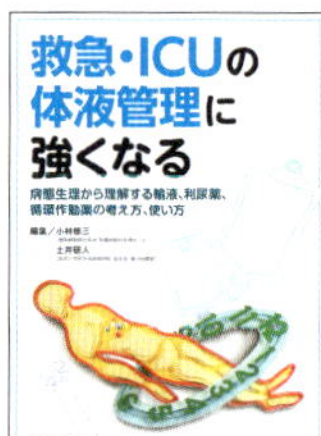

救急・ICUの体液管理に強くなる

病態生理から理解する輸液、利尿薬、循環作動薬の考え方、使い方

小林修三，土井研人／編
定価（本体4,600円＋税） B5判
367頁 ISBN978-4-7581-1777-7

病態に応じた使い分けや処方例も満載．
呼吸・循環を中心とした全身管理に役立つ！

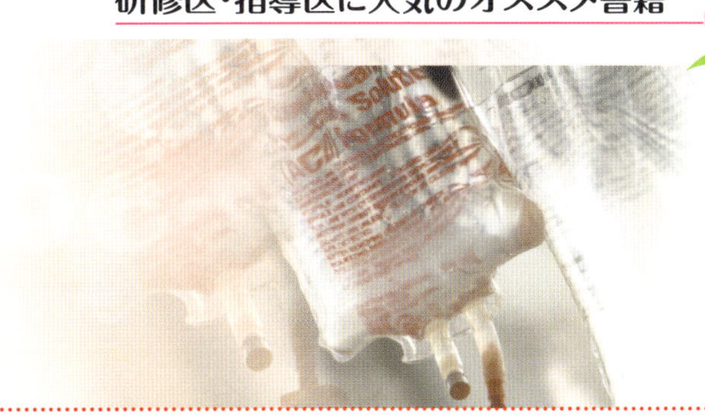

レジデントノート＆研修医フェア
開催書店のお知らせ

ただいま，全国書店では春の研修医シーズンに合わせ“研修医フェア”を開催しております．
フェア期間中は羊土社書籍をはじめ研修医のみなさまの力になる書籍が勢ぞろいいたします．
ぜひ一度足をお運びください！

フェア開催書店一覧

<北海道・東北>

- 北海道　紀伊國屋書店　札幌新本店　5/31頃まで
- 北海道　三省堂書店　旭川医科大学売店　5/31頃まで
- 北海道　三省堂書店　札幌店　5/31頃まで
- 北海道　ジュンク堂書店　旭川店　5/31頃まで
- 北海道　北海道大学生協　北部店　4/30頃まで
- 北海道　MARUZEN&ジュンク堂書店　札幌店　5/30頃まで
- 青森　弘前大学生協　医学部店書籍部　4/30頃まで
- 宮城　東北大学生協　星陵店書籍部　4/30頃まで
- 宮城　丸善　仙台アエル店　6/10頃まで
- 秋田　西村書店　秋田支店　5/30頃まで
- 山形　高陽堂書店　5/20頃まで
- 山形　山形大学生協　医学部店　5/15頃まで
- 福島　ジュンク堂書店　郡山店　5/6頃まで

<関東>

- 茨城　丸善雄松堂　筑波大学医学学群売店　5/12頃まで
- 栃木　大学書房　自治医大店　5/15頃まで
- 栃木　廣川書店　獨協医科大学店　5/31頃まで
- 群馬　紀伊國屋書店　前橋店　5/31頃まで
- 群馬　群馬大学生協　昭和店　4/30頃まで
- 千葉　三省堂書店　そごう千葉店　5/10頃まで
- 千葉　志学書店　5/31頃まで
- 千葉　丸善　津田沼店　5/15頃まで
- 神奈川　ジュンク堂書店　藤沢店　5/31頃まで
- 神奈川　丸善　ラゾーナ川崎店　4/30頃まで
- 神奈川　有隣堂　本店医学書センター　5/13頃まで
- 神奈川　有隣堂医学書センター　北里大学病院店　4/30頃まで

<東京>

- 東京　紀伊國屋書店　新宿本店　5/31頃まで
- 東京　紀伊國屋書店　玉川高島屋店　5/31頃まで
- 東京　慶應義塾大学生協　信濃町店　4/30頃まで
- 東京　三省堂書店　神保町本店　5/10頃まで
- 東京　ジュンク堂書店　池袋店　5/31頃まで
- 東京　ジュンク堂書店　吉祥寺店　5/31頃まで
- 東京　東京医科歯科大学生協　4/30頃まで
- 東京　東京大学生協　本郷書籍部　4/30頃まで
- 東京　東邦稲垣書店　6/30頃まで
- 東京　MARUZEN&ジュンク堂書店　渋谷店　5/31頃まで
- 東京　丸善　お茶の水店　6/10頃まで
- 東京　丸善　キャンパスショップ東邦大学大森店　5/31頃まで
- 東京　丸善　日本橋店　6/15頃まで
- 東京　丸善　丸の内本店　5/31頃まで
- 東京　八重洲ブックセンター　本店　5/31頃まで

<甲信越・北陸>

- 新潟　ジュンク堂書店　新潟店　5/31頃まで
- 新潟　新潟　西村書店　5/1頃まで
- 新潟　新潟大学生協　池原購買書籍店　4/30頃まで
- 長野　信州大学生協　松本書籍部　4/30頃まで
- 富山　Booksなかだ本店　専門書館　5/13頃まで
- 石川　金沢大学生協　医学部店　4/30頃まで
- 石川　金沢ビーンズ　明文堂書店　4/30頃まで
- 石川　前田書店　4/15頃まで
- 福井　勝木書店　福井大学医学部売店　6/30頃まで
- 山梨　ジュンク堂書店　岡島甲府店　4/30頃まで
- 長野　丸善　松本店　5/31頃まで

<東海>

- 岐阜　岐阜大学生協　医学部店　4/30頃まで
- 静岡　戸田書店　静岡本店　4/30頃まで
- 静岡　MARUZEN&ジュンク堂書店　新静岡店　4/30頃まで
- 静岡　谷島屋　浜松本店　5/31頃まで
- 静岡　谷島屋　浜松医科大学売店　4/30頃まで
- 愛知　三省堂書店　名古屋本店　5/10頃まで
- 愛知　三省堂書店　名古屋高島屋店　5/31頃まで
- 愛知　ジュンク堂書店　ロフト名古屋店　5/10頃まで
- 愛知　名古屋市立大学生協　医学部店　4/30頃まで
- 愛知　名古屋大学生協　医学部店　5/12頃まで
- 愛知　丸善　名古屋本店　5/31頃まで
- 三重　三重大学生協　BⅡ店　4/30頃まで
- 三重　ワニコ書店　4/30頃まで

<関西>

- 滋賀　大垣書店　フォレオ大津一里山店　5/31頃まで
- 滋賀　喜久屋書店　草津店　5/10頃まで
- 滋賀　滋賀医科大学生協　4/27頃まで
- 京都　大垣書店　イオンモールKYOTO店　6/10頃まで
- 京都　ガリバー　京都店　5/31頃まで
- 京都　京都府立医科大学生協　医学部店　4/30頃まで
- 京都　丸善　京都本店　5/31頃まで
- 大阪　大阪市立大学生協　医学部店　4/30頃まで
- 大阪　紀伊國屋書店　梅田本店　5/10頃まで
- 大阪　紀伊國屋書店　近畿大学医学部BC　6/30頃まで
- 大阪　紀伊國屋書店　グランフロント大阪店　5/31頃まで
- 大阪　ジュンク堂書店　大阪本店　4/30頃まで
- 大阪　ジュンク堂書店　近鉄あべのハルカス店　6/15頃まで
- 大阪　ジュンク堂書店　難波店　5/31頃まで
- 大阪　神陵文庫　大阪支店　5/31頃まで
- 大阪　神陵文庫　大阪医科大学店　5/31頃まで
- 大阪　神陵文庫　大阪大学医学部店　5/31頃まで
- 大阪　MARUZEN&ジュンク堂書店　梅田店　5/6頃まで
- 兵庫　紀伊國屋書店　兵庫医大売店　5/31頃まで
- 兵庫　ジュンク堂書店　三宮店　5/31頃まで
- 兵庫　神陵文庫　本社　5/31頃まで
- 兵庫　神陵文庫　西宮店　5/31頃まで
- 和歌山　神陵文庫　和歌山営業所　5/31頃まで
- 和歌山　ツタヤWAY・ガーデンパーク和歌山店　5/10頃まで

<中国>

- 鳥取　鳥取大学生協　医学部ショップ　4/30頃まで
- 島根　島根　井上書店　5/31頃まで
- 島根　島根大学生協　医学部店　5/31頃まで
- 岡山　喜久屋書店　倉敷店　6/30頃まで
- 岡山　神陵文庫　岡山営業所　5/31頃まで
- 岡山　泰山堂書店　鹿田本店　7/31頃まで
- 岡山　丸善　岡山シンフォニービル店　5/6頃まで
- 広島　紀伊國屋書店　広島店　3/31頃まで
- 広島　ジュンク堂書店　広島駅前店　2/28頃まで
- 広島　神陵文庫　広島営業所　7/15頃まで
- 広島　広島大学生協　霞ショップ　4/30頃まで
- 山口　井上書店　宇部店　5/31頃まで
- 山口　山口大学生協医心館ショップ　4/30頃まで

<四国>

- 徳島　紀伊國屋書店　徳島店　5/15頃まで
- 徳島　久米書店　徳島医大前店　5/31頃まで
- 徳島　徳島大学生協　蔵本店　4/30頃まで
- 香川　ジュンク堂書店　高松店　6/10頃まで
- 香川　宮脇書店　香川大学医学部店　5/31頃まで
- 愛媛　ジュンク堂書店　松山店　4/30頃まで
- 愛媛　新丸三書店　本店　5/25頃まで
- 愛媛　新丸三書店　愛媛大学医学部店　4/30頃まで
- 高知　金高堂　高知大学医学部店　5/31頃まで
- 高知　金高堂書店　5/31頃まで

<九州・沖縄>

- 福岡　喜久屋書店　小倉店　5/31頃まで
- 福岡　九州神陵文庫　本社　5/30頃まで
- 福岡　九州神陵文庫　久留米大学店　5/20頃まで
- 福岡　九州神陵文庫　福岡大学医学部店　5/10頃まで
- 福岡　ジュンク堂書店　福岡店　5/31頃まで
- 福岡　丸善　博多店　5/7頃まで
- 佐賀　紀伊國屋書店　佐賀大学医学部BC　6/30頃まで
- 佐賀　紀伊國屋書店　佐賀店　4/30頃まで
- 長崎　長崎大学生協　医学部店　4/30頃まで
- 熊本　金龍堂　まるぶん店　5/31頃まで
- 熊本　蔦屋書店　熊本三年坂店　5/31頃まで
- 大分　明屋書店　コスモタウン佐伯店　5/31頃まで
- 大分　九州神陵文庫　大分営業所　5/10頃まで
- 宮崎　メディカル田中　5/31頃まで
- 鹿児島　ジュンク堂書店　鹿児島店　5/15頃まで
- 鹿児島　ブックスミスミ　オプシア　5/31頃まで
- 沖縄　ジュンク堂書店　那覇店　5/31頃まで
- 沖縄　琉球光和　考文堂　5/31頃まで
- 沖縄　琉球大学生協　中央店　4/30頃まで

(2018年3月15日現在)
※お問い合わせは各書店までお願い申し上げます．
※書店名は地域・五十音順で表示しております．

レジデントノートホームページでは，研修医・指導医の方にオススメの書籍をご紹介しております．
また，日々の診療に役立つコンテンツも多数掲載しております．ぜひご活用ください！

www.yodosha.co.jp/rnote/

大好評発売中！

プライマリケアと救急を中心とした総合誌

レジデントノート Back Number

定価（本体2,000円+税）

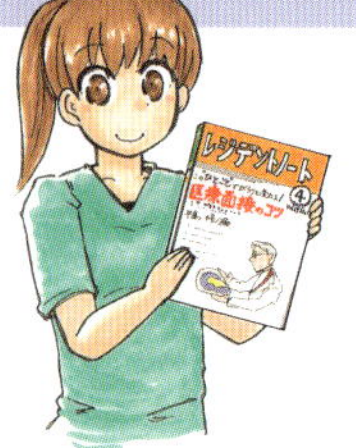

お買い忘れの号はありませんか？

すべての号がお役に立ちます！

2018年4月号（Vol.20 No.1）

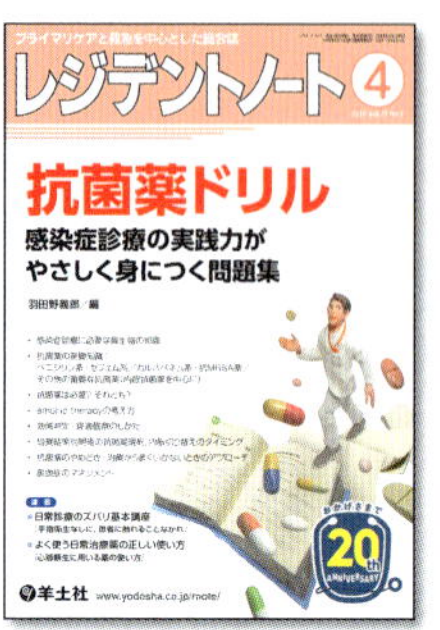

抗菌薬ドリル

感染症診療の実践力が
やさしく身につく問題集

編集／羽田野義郎

2018年3月号（Vol.19 No.18）

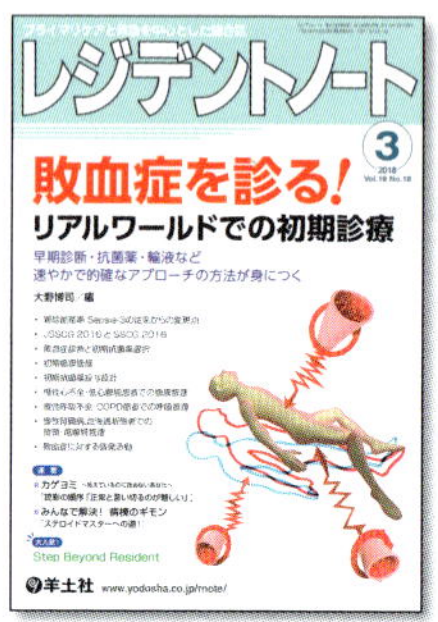

敗血症を診る！リアルワールドでの初期診療

早期診断・抗菌薬・輸液など
速やかで的確なアプローチの
方法が身につく

編集／大野博司

2018年2月号（Vol.19 No.16）

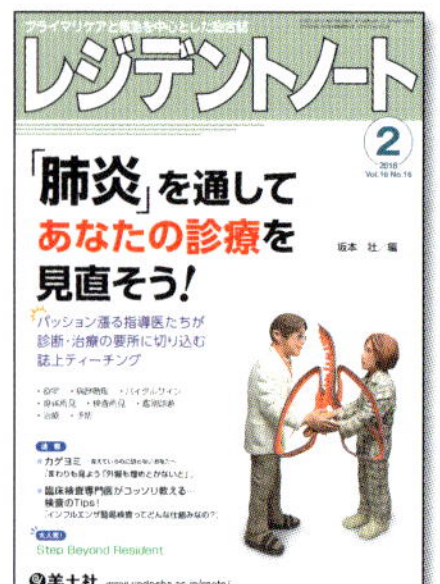

「肺炎」を通してあなたの診療を見直そう！

パッション張る指導医たちが
診断・治療の要所に切り込む
誌上ティーチング

編集／坂本　壮

2018年1月号（Vol.19 No.15）

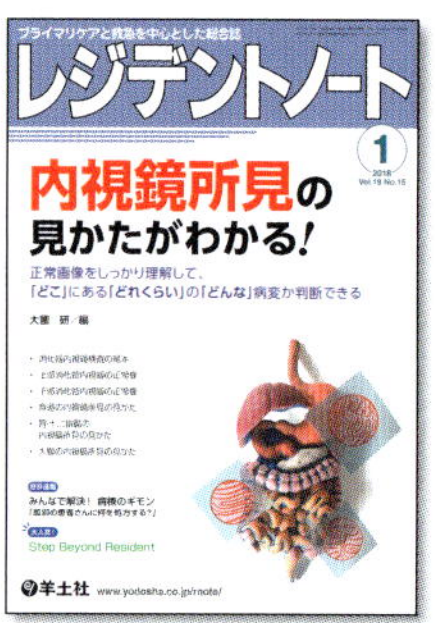

内視鏡所見の見かたがわかる！

正常画像をしっかり理解して、
「どこ」にある「どれくらい」の
「どんな」病変か判断できる

編集／大圃　研

2017年12月号（Vol.19 No.13）

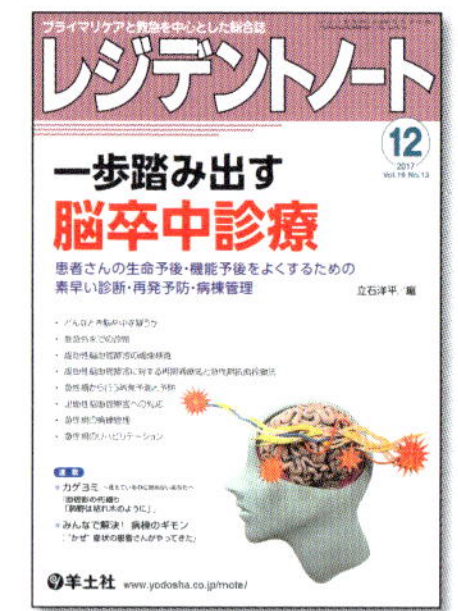

一歩踏み出す脳卒中診療

患者さんの生命予後・機能予後を
よくするための素早い診断・
再発予防・病棟管理

編集／立石洋平

2017年11月号（Vol.19 No.12）

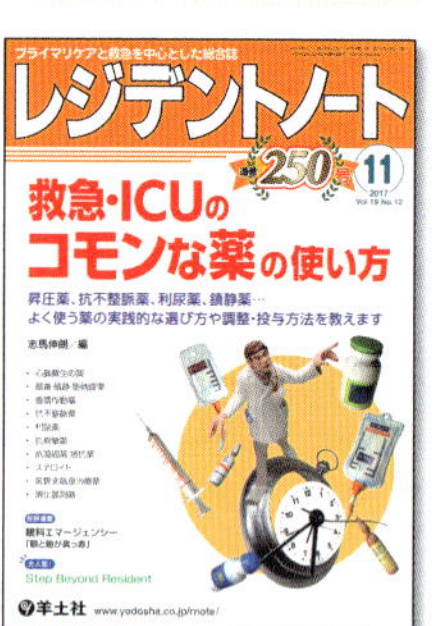

救急・ICUのコモンな薬の使い方

昇圧薬、抗不整脈薬、利尿薬、
鎮静薬…よく使う薬の実践的な選び方
や調整・投与方法を教えます

編集／志馬伸朗

通巻250号

2017年10月号 (Vol.19 No.10)

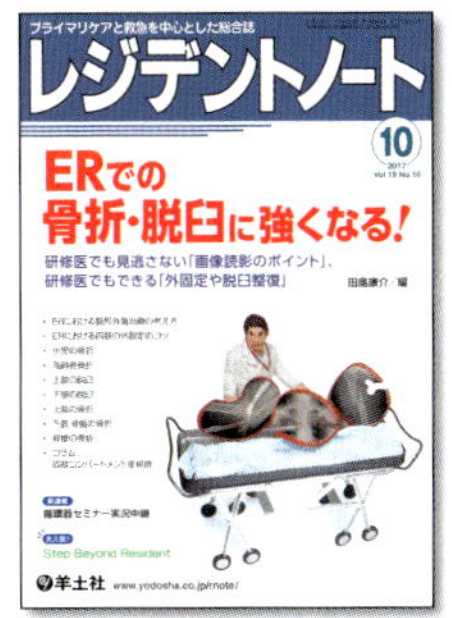

ERでの骨折・脱臼に強くなる!

研修医でも見逃さない
「画像読影のポイント」、
研修医でもできる
「外固定や脱臼整復」

編集/田島康介

2017年9月号 (Vol.19 No.9)

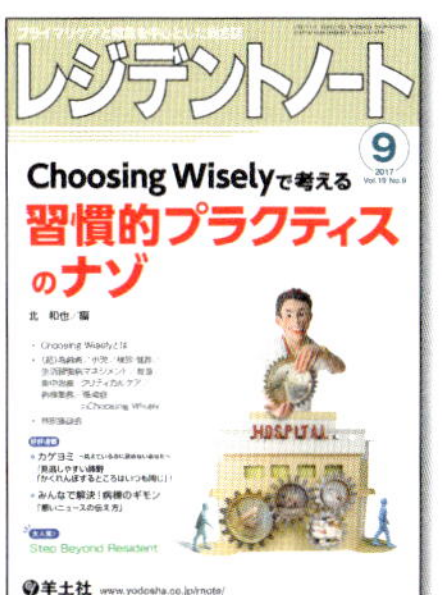

Choosing Wiselyで考える 習慣的プラクティスのナゾ

編集/北　和也

2017年8月号 (Vol.19 No.7)

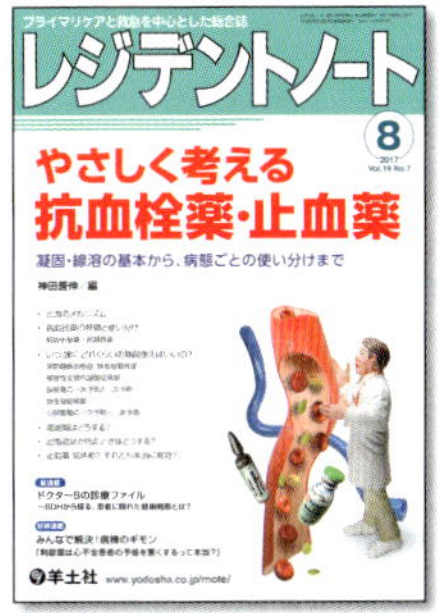

やさしく考える抗血栓薬・止血薬

凝固・線溶の基本から、
病態ごとの使い分けまで

編集/神田善伸

2017年7月号 (Vol.19 No.6)

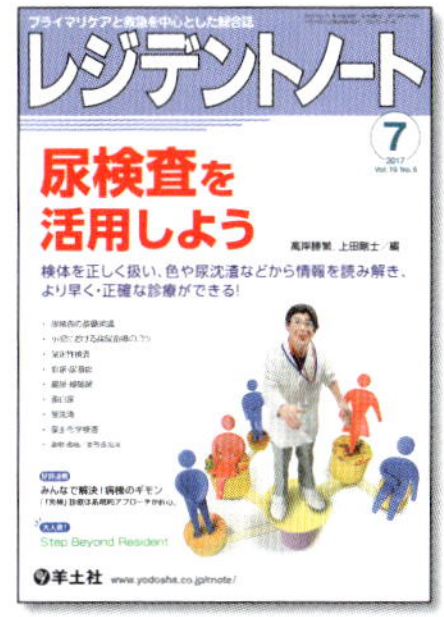

尿検査を活用しよう

検体を正しく扱い、
色や尿沈渣などから情報を読み解き、
より早く・正確な診療ができる!

編集/高岸勝繁，上田剛士

2017年6月号 (Vol.19 No.4)

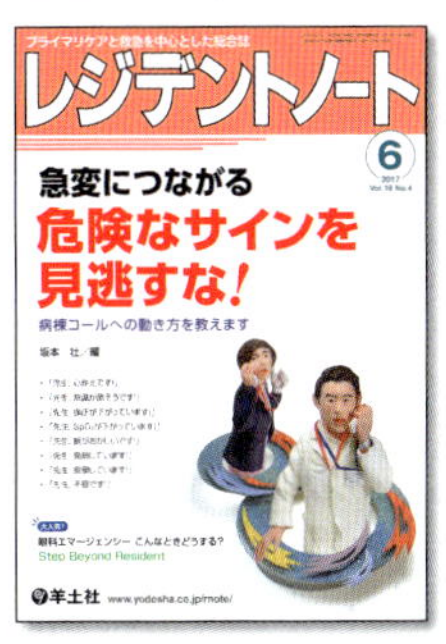

急変につながる危険なサインを見逃すな!

病棟コールへの動き方を教えます

編集/坂本　壮

2017年5月号 (Vol.19 No.3)

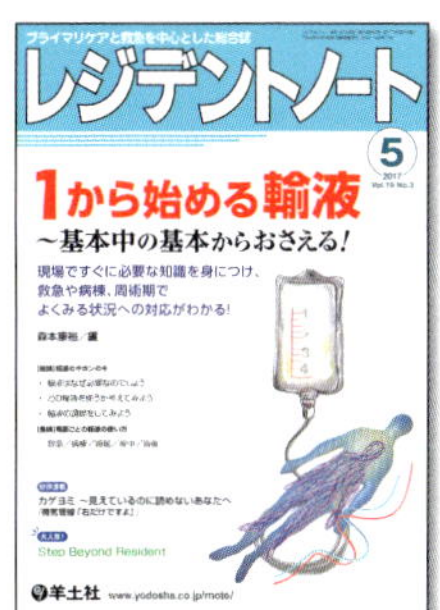

1から始める輸液 〜基本中の基本からおさえる!

現場ですぐに必要な知識を身につけ、
救急や病棟、周術期で
よくみる状況への対応がわかる!

編集/森本康裕

以前の号はレジデントノートHPにてご覧ください ▶ www.yodosha.co.jp/rnote/

増刊 レジデントノート

1つのテーマをより広くより深く

□ 年6冊発行 □ B5判

Vol.20 No.2 増刊（2018年4月発行）

電解質異常の診かた・考え方・動き方

緊急性の判断からはじめる First Aid

編集／今井直彦

□ 定価（本体4,700円＋税）
□ ISBN978-4-7581-1606-0

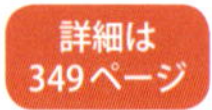

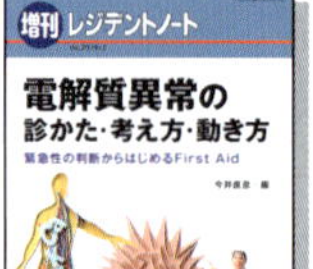

Vol.19 No.17 増刊（2018年2月発行）

小児救急の基本

「子どもは苦手」を克服しよう！

熱が下がらない、頭をぶつけた、泣き止まない、保護者への説明どうする？ など、あらゆる「困った」の答えがみつかる！

編集／鉄原健一

□ 定価（本体4,700円＋税）
□ ISBN978-4-7581-1603-9

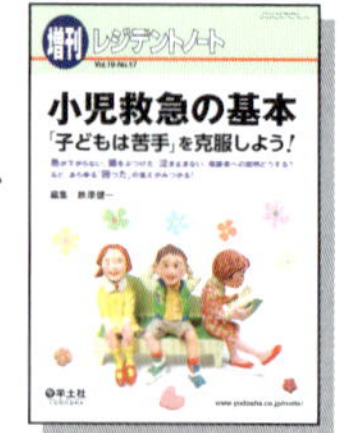

Vol.19 No.14 増刊（2017年12月発行）

主治医力がさらにアップする！

入院患者管理パーフェクト Part2

症候対応、手技・エコー、栄養・リハ、退院調整、病棟の仕事術など、超必須の31項目！

編集／石丸裕康，森川 暢

□ 定価（本体4,700円＋税）
□ ISBN978-4-7581-1597-1

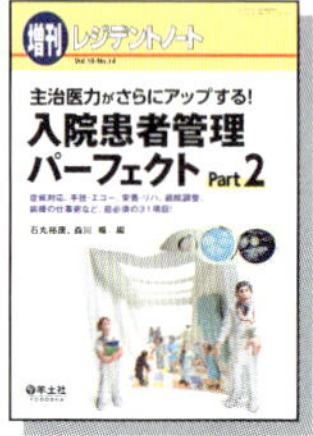

Vol.19 No.11 増刊（2017年10月発行）

糖尿病薬・インスリン治療 知りたい、基本と使い分け

経口薬？インスリン？ 薬剤の特徴を掴み、血糖管理に強くなる！

編集／弘世貴久

□ 定価（本体4,700円＋税）
□ ISBN978-4-7581-1594-0

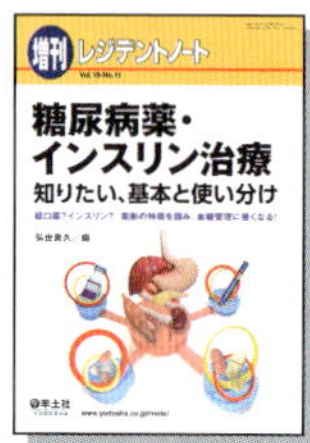

Vol.19 No.8 増刊（2017年8月発行）

いざというとき慌てない！

マイナーエマージェンシー

歯が抜けた、ボタン電池を飲んだ、指輪が抜けない、ネコに咬まれたなど、急患の対応教えます！

編集／上山裕二

□ 定価（本体4,700円＋税）
□ ISBN978-4-7581-1591-9

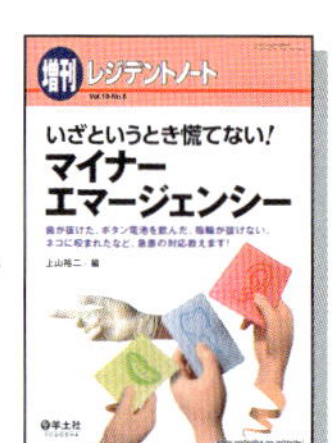

Vol.19 No.5 増刊（2017年6月発行）

主訴から攻める！ 救急画像

内因性疾患から外傷まで、すばやく正しく、撮る・読む・動く！

編集／舩越 拓

□ 定価（本体4,700円＋税）
□ ISBN978-4-7581-1588-9

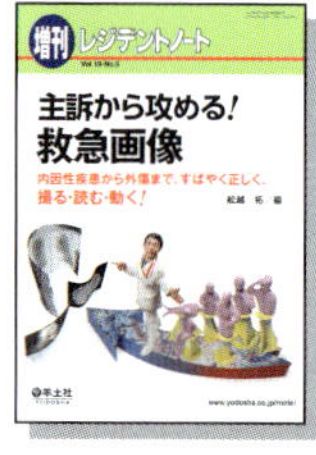

Vol.19 No.2 増刊（2017年4月発行）

診断力を超強化！ 症候からの内科診療

フローチャートで見える化した思考プロセスと治療方針

編集／徳田安春

□ 定価（本体4,700円＋税）
□ ISBN978-4-7581-1585-8

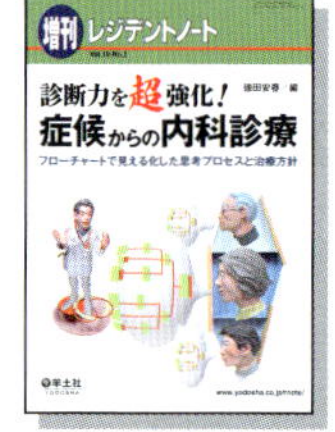

Vol.18 No.17 増刊（2017年2月発行）

神経内科がわかる、好きになる

今日から実践できる診察・診断・治療のエッセンス

編集／安藤孝志，山中克郎

□ 定価（本体4,700円＋税）
□ ISBN978-4-7581-1582-7

Vol.18 No.14 増刊（2016年12月発行）

救急・病棟での悩み解決！

高齢者診療で研修医が困る疑問を集めました。

編集／関口健二，許 智栄

□ 定価（本体4,500円＋税）
□ ISBN978-4-7581-1579-7

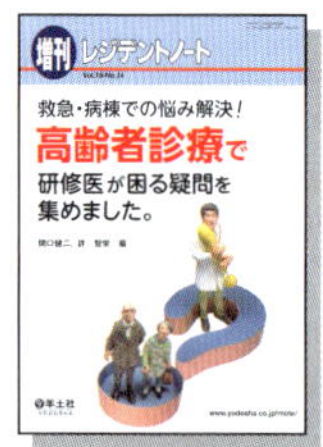

Vol.18 No.11 増刊（2016年10月発行）

外傷の診かた 重症でも軽症でも迷わず動ける！

編集／田中 拓

□ 定価（本体4,500円＋税）
□ ISBN978-4-7581-1576-6

発行 羊土社 YODOSHA

〒101-0052 東京都千代田区神田小川町2-5-1 TEL 03(5282)1211 FAX 03(5282)1212

E-mail：eigyo@yodosha.co.jp

URL：www.yodosha.co.jp/

ご注文は最寄りの書店，または小社営業部まで

レジデントノート 次号 6 月号 予告

(Vol.20 No.4) 2018 年 6 月 1 日発行

特　集

夜間外来でよく困る薬の使い方（仮題）

編集／薬師寺泰匡（岸和田徳洲会病院 救急科）

当直中の夜間外来，"急にやってくる，重篤というわけではない疾患・症候" に対する薬を自信をもって処方できていますか？ 目の前の患者さんに薬は必要なのか，処方するとしたら何をどのくらい使えばいいのか，悩ましく思うことも多いのではないでしょうか．
6月号では，不安の多い当直でもその時点における最善の対応ができるよう，「夜間外来でよく困る」薬の考え方や使い分け・処方例を具体的にご解説いただきます．

連　載

新連載 攻める面談，守る面談（仮題）
「医療現場におけるコミュニケーション入門」（仮題）… 岡村知直（飯塚病院 緩和ケア科）

● みんなで解決！ 病棟のギモン
「高齢患者での便潜血の考え方」（仮題） ………… 朝倉崇徳（慶應義塾大学医学部 呼吸器内科）

その他

◆ 編集部より ◆

新年度がスタートしました．新しく初期研修医になられた皆さま，誠におめでとうございます．皆さまの研修が充実したものになりますよう，レジデントノート編集部一同，心よりお祈り申し上げております．

胸部X線は最も身近な画像検査の1つですが，読影を苦手としている研修医の先生は多いと伺います．本特集では，読影をはじめる前に知っておきたい正しい撮影条件やシルエットサインなどの基本知識から，異常影の性状・分布・随伴所見から考えられる病態，鑑別疾患の読み解き方までご解説いただきました．まずは本特集で読影の基本を身につけて，実臨床で活かしていただけましたら幸いです．（遠藤）

レジデントノート

Vol. 20　No. 3　2018〔通巻259号〕
2018年5月1日発行　第20巻　第3号
ISBN978-4-7581-1607-7
定価　本体2,000円＋税（送料実費別途）
年間購読料
24,000円＋税（通常号12冊，送料弊社負担）
52,200円＋税（通常号12冊，増刊6冊，送料弊社負担）
郵便振替　00130-3-38674

発行人　一戸裕子
編集人　久本容子
副編集人　保坂早苗
編集スタッフ　田中桃子，遠藤圭介
清水智子，伊藤　駿
広告営業・販売　菅野英昭，加藤　愛，中村恭平
発行所　株式会社　羊　土　社
〒101-0052　東京都千代田区神田小川町2-5-1
TEL　03（5282）1211／FAX　03（5282）1212
E-mail　eigyo@yodosha.co.jp
URL　www.yodosha.co.jp/
印刷所　株式会社　平河工業社
広告申込　羊土社営業部までお問い合わせ下さい．

レジデントノート　5月号

掲載広告　INDEX